Antioxidantes
Guía práctica

Danièle Festy

Antioxidantes
Guía práctica

Traducido por Carme Geronès y Carles Urritz

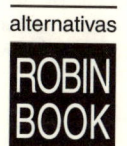

Si usted desea que le mantengamos informado de nuestras publicaciones, sólo tiene que remitirnos su nombre y dirección, indicando qué temas le interesan, y gustosamente complaceremos su petición.

Ediciones Robinbook
información bibliográfica
C/ Indústria 11 (Pol. Ind. Buvisa)
08329 – Teià (Barcelona)
e-mail: info@robinbook.com

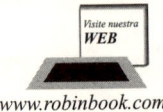

www.robinbook.com

Título original: *Anti Oxydants. Guide pratique*
© 2003, LEDUC.S Éditions
© 2007, Ediciones Robinbook, s. l., Barcelona
Diseño de cubierta: Regina Richling
Producción y compaginación: MC producció editorial
ISBN: 978-84-7927-881-6
Depósito legal: B-18.395-2007
Impreso por Limpergraf, Mogoda, 29-31 (Can Salvatella), 08210 Barberà del Vallès

Queda rigurosamente prohibida, sin la autorización escrita de los titulares del *copyright* y bajo las sanciones establecidas en las leyes, la reproducción total o parcial de esta obra por cualquier medio o procedimiento, comprendidos la reprografía y el tratamiento informático, y la distribución de ejemplares de la misma mediante alquiler o préstamo públicos.

Impreso en España - *Printed in Spain*

Prólogo

Los antioxidantes son sustancias que el organismo fabrica de forma natural o que se encuentran en los alimentos. Son opuestos a los oxidantes, a los que se relaciona con muchas enfermedades. Una alimentación antioxidante conforma la base de la salud, y los consejos que se prodigan en este libro responden lo mejor posible a las necesidades de nuestro cuerpo. Todos deberíamos aplicarlos.

En caso de enfermedad, los antioxidantes, ingeridos en dosis más considerables en forma de complementos nutricionales, alivian notablemente los problemas e incluso, en algún caso, pueden llegar a curar. Estos elementos nos permiten, por otra parte, soportar mejor los tratamientos clásicos y limitar sus efectos secundarios.

Sin embargo, nunca debemos sustituir los medicamentos, en caso de tomarlos, por los antioxidantes. El médico es quien nos receta los medicamentos y debemos ajustarnos al pie de la letra a sus prescripciones, no modificar nunca la posología por iniciativa propia y no abandonar el tratamiento en ningún caso, y mucho menos de forma brusca.

Cuando surgen problemas de salud, siempre es imprescindible consultar al médico, aunque sólo sea para obtener el diagnóstico correcto. No debemos jugar con nuestra salud ni dejar que los síntomas se agraven. Si a pesar de todo hemos decidido lanzarnos a la automedicación y el problema no remite con rapidez, o al contrario, empeora, lo que se impone es la consulta sin la menor demora.

Por otra parte, quien padezca una enfermedad crónica, como diabetes o problemas cardíacos, por ejemplo, deberá pedir consejo a su médico antes de tomar antioxidantes. Hay que evitar cualquier interacción con los medicamentos habitualmente prescritos. No se oponen entre sí, antes bien se complementan. No hay que estar «a favor» de los complementos nutricionales y «en contra» de los medicamentos, pues es algo que carece de lógica. Nuestro objetivo es el de mejorar la salud y utilizar el conjunto de medios que tenemos al alcance para conseguirlo.

A propósito del estudio SU-VI-MAX

El estudio francés SU-VI-MAX, cuyos resultados se publicaron en junio de 2003, determinó la importancia de los antioxidantes para la salud, si bien deberíamos ponderar sus conclusiones.

Durante ocho años, 6.500 personas tomaron un suplemento alimentario antioxidante (betacaroteno, vitaminas C y E, selenio y zinc) en dosis relativamente bajas y otras 6.500 tomaron un placebo (cápsula carente de principios activos). Las conclusiones, al finalizar el estudio, fueron que el grupo que tomaba el suplemento se encontraba en mejor estado que el segundo, y que en él se registró un 31% menos de casos de cáncer y un 37% menos de defunciones. El autor del estudio concluyó que estos antioxidantes protectores pueden conseguirse con facilidad indirectamente por la vía de la alimentación. ¡Ni más ni menos!

14 kg de frutas y verduras diarios

Resulta imposible conseguir la cantidad diaria recomendada (CDR) sin ingerir algún tipo suplemento alimentario, incluso con una alimentación perfectamente equilibrada (¡lo que evidentemente es básico!). Por otro lado, la CDR se considera excesivamente débil para ejercer una protección óptima de la salud, sobre todo en el aspecto cardíaco.

El doctor Curtay (presidente de la Sociedad de Medicina Nutricional) y el doctor Edeas (presidente de la Sociedad Francesa de Antioxidantes) precisan incluso que lo que preconizan los autores de SU-VI-MAX en materia de alimentación, en ningún caso consigue alcanzar la CDR recomendada en ese mismo estudio.

- En cuanto a la vitamina C, se trataría de aumentar el consumo de frutas y verduras. De acuerdo, siempre que se ingieran de distintos tipos en cada comida, algo que dista mucho de la realidad.
- Por lo que se refiere a la vitamina E, hay que confiar en las dos cucharadas soperas de aceite de girasol y en las frutas y verduras que solemos consumir... para sumar los 30 mg diarios. En realidad, no se alcanza esta cifra (bastante reducida por cierto) si no se consumen 150 g de almendras o nueces (¡arriba las calorías!) y... 3 kg de frutas y verduras diarios. Además, la vitamina E que contiene el aceite sólo sirve para proteger contra la ranciedad ¿oxidación?, nosotros no nos beneficiamos de ella.
- En el caso del selenio, sería «suficiente» ingerir 150 g de pan integral para llegar al... 50% de la CDR. ¿Qué pasa con el 50% restante? No hay respuesta. Según los doctores Curtay y Edeas, a esta cantidad de pan hay que añadirle... ¡14 kg de frutas y verduras diarios!
- Y, por último, conseguiremos el zinc de forma «mágica» con el simple consumo de un filete, de 200 g de arroz y, como siempre, de 150 g de pan integral (no temamos la monotonía). Pero, en realidad, sólo se absorbe correctamente el zinc de origen animal.

Prefacio

Pocas son las obras capaces de hacer cambiar el curso de nuestra vida y, no obstante, el lector tiene una en sus manos. Un libro que le permitirá descubrir un campo que ha levantado pasiones en el mundo de la investigación científica, en especial durante la segunda mitad del siglo XX. La época de la polémica, de la controversia, ha dado paso a la de la búsqueda del consenso. Finalmente se ha impuesto la «teoría oxidante» del envejecimiento y de la degradación de nuestro organismo, descrita por el doctor Denham Harman, de la Universidad de Nebraska, en 1956, y ha entrado, además, en nuestros hogares. Los antioxidantes son elementos que nos resultan familiares y forman parte de nuestra vida cotidiana, al igual que la conciencia de que hay que seguir un estilo de alimentación sano para el buen funcionamiento de nuestro cuerpo. La salud es cuestión de todos y no sólo del personal médico y de enfermería.

Para muchos médicos e investigadores, los nutrientes, elementos básicos de la nutrición, intervienen constantemente en los millones de reacciones químicas de cada una de nuestras células. Cuando dichos elementos nutrientes faltan o se encuentran en cantidades excesivamente reducidas, es decir, en caso de carencia, el organismo se debilita y resiste peor la agresión que representan las enfermedades. El concepto clásico de «carencia» se ha sustituido hoy por la idea de «deficiencia marginal», estado que se caracteriza por unas reservas de elementos nutrientes demasiado frágiles para garantizar el buen funcionamiento fisiológico y evitar la aparición de determinadas afecciones. Esta idea global recomienda una aportación suficiente de vitaminas y oligoelementos, necesarios para las reacciones bioquímicas celulares. Pero, ¿nuestra alimentación habitual asegura esta función?

A finales del siglo XX, se achacó a las prácticas alimentarias de las sociedades llamadas de «consumo», o más bien de «consumo desordenado y desequilibrado», la aparición de patologías como las enfermedades cardiovasculares, la diabetes, determinados cánceres... La salud depende, pues, de lo que uno come, y la idea de la calidad en la alimentación –hasta entonces no se aconsejaba más que una cantidad suficiente– se convierte en algo obvio. Cabe añadir a todo ello la necesidad de cuidar el propio cuerpo, de asegurar el capital de la «buena salud» protegiendo nuestras células frente a cualquier tipo de agresión dirigido contra ellas.

Este libro nos ayudará a mejorar nuestro rendimiento, tanto si realizamos actividades físicas de envergadura como si no lo hacemos. Nos informará sobre la prevención de las enfermedades crónicas debidas a la degeneración de los tejidos, la degradación de las funciones más útiles, lo que tal vez denominemos «envejecimiento natural». Nos instruirá sobre las posibilidades de protegernos contra el cáncer, contra las cataratas y la degeneración macular vinculada a la edad... Será también un apoyo para controlar el estrés. En resumen, tenemos en la mano una mina de consejos útiles que ha de permitirnos tomar las riendas de nuestra salud.

Evidentemente, las polémicas actuales sobre la conveniencia de la prescripción de ciertos complementos –como la vitamina C, la vitamina A o el betacaroteno–, que pueden aportar, según las dosis, normalizadas en la actualidad, bienestar a las células cancerosas o a las sanas, invitan a un rigor positivo que no siempre se ha respetado. Esta oportunidad es fruto de la reflexión de los médicos inspirados en el gran Hipócrates, cuya filosofía se resume en la ley deontológica que todos aplicamos con total convicción: *primum non nocere* («ante todo, no perjudicar»). El facultativo es responsable ante sus hermanos de los progresos de sus ideas. Sin él y sin su dedicación, nada es posible. Los farmacéuticos que nos ilustran mediante la calidad de su práctica son los actores asociados en este proyecto de acompañar el bienestar del hombre actual. Danièle Festy contribuye a ello con empeño.

Doctor Suva Loap
Presidente del Colegio Internacional
de Medicina Antiedad

Introducción

Guerra y paz

Imaginemos nuestro cuerpo como una ciudad fortificada. Rodeada de murallas, está constantemente custodiada por unos guardianes que efectúan rondas permanentes a fin de interceptar el paso a los enemigos que pretenden penetrar en la plaza fuerte. En cuanto se presenta un intruso, nuestros custodios solicitan la ayuda de unas unidades especiales de intervención. Según la naturaleza del enemigo, nuestra respuesta cambia. En efecto, nos costaría imaginarnos una brigada de intervención inadaptada: resultaría ineficaz.

Vamos a llamar «oxidantes» a los intrusos y «antioxidantes» a nuestros soldados. Si en un momento de paz relativa nuestro ejército interior es capaz de dominar las invasiones esporádicas y mantener la calma, la cuestión cambia por completo cuando las hordas enemigas se presentan en masa y procedentes de todos los confines. Esto es lo que ocurre cuando estamos sometidos a la contaminación y al estrés, cuando envejecemos, cuando fumamos, cuando comemos mal o nos encontramos en otra situación que genera oxidantes. En este caso, aumenta el número de enemigos pero permanece estable el de los soldados protectores. Se crea entonces un desequilibrio entre oxidantes y antioxidantes que prepara el camino para una aceleración del envejecimiento y, sobre todo, de distintas enfermedades, desde la más benigna a la más grave.

Este libro tiene por objeto comprender mejor la naturaleza de los invasores a fin de protegerse contra ellos. Un plan que consta de tres etapas:

- Evitar abrirles de par en par nuestra «fortaleza»,
- aumentar el número de nuestros soldados al tiempo que mejoramos su eficacia,
- y, finalmente, aportarles los refuerzos necesarios con objeto de conservar o recuperar una salud óptima a lo largo de toda la vida.

El bienestar, si se opta por él

¿Acaso existe una fantasía más extendida que la de vivir más tiempo y mejor? Pues es un sueño que tenemos al alcance de la mano, y además dominamos los medios para hacerlo realidad. En cuanto se han adquirido los correctos reflejos «antioxidantes», sólo nos queda pensar en aprovechar nuestro cuerpo, nuestro espíritu y nuestra vida. A cada paso abordamos el buen camino: el de la forma, del bienestar físico, nervioso psíquico... tres puntos esenciales para conseguir la dicha.

Sólo nos queda concentrarnos en las cosas importantes: viajar, aprender a hablar serbocroata o a jugar al bridge, practicar el submarinismo o el golf, maravillarse con las estaciones y los colores imaginados por la naturaleza para seducirnos, dejarse deslumbrar por el esplendor de una puesta de sol sabiendo que éste se levantará de nuevo mañana, disfrutar de la vida y de los demás, (re)enamorarse, aprovechar al máximo los sentidos (gusto, olfato, vista, tacto, oído) ofreciéndose uno mismo como regalo secuencias de emoción, ya sean gustativas, musicales o deportivas. En fin, ser felices.

¡Un vasto programa!

Capítulo 1
Oxidantes y antioxidantes: la guerra de las trincheras

Los radicales libres nos oxidan constantemente, aceleran nuestro envejecimiento y siembran enfermedad a su paso. Del mismo modo, los antioxidantes contraatacan para evitar sus planes criminales.

Una guerra sin esperanza de paz, pero en la que podemos decidir qué armas utilizar.

El envejecimiento a todo gas

¿Cuál es la relación entre la Fórmula 1 y nuestra piel? Los neumáticos. Ciertamente no se trata de un chiste. En cuanto captamos todos los detalles de la historia, resulta más bien angustiosa. En efecto, los fabricantes de neumáticos sacaron a la luz el fenómeno de la oxidación cuando intentaban determinar el origen del envejecimiento de estos elementos: ¿por qué se resquebrajaban los montones de caucho que se dejaban al sol? Ésta era la cuestión que encerraba en sí misma la respuesta: la combinación del aire y el sol acababa por resultar fatal para los neumáticos. Los científicos, alertados por un descubrimiento a priori alejado del género humano, se centraron entonces en la cuestión, y descubrieron que el fenómeno se reproducía en el interior de nuestro cuerpo, ¡y en nuestra piel, por supuesto!

Han constatado que los oxidantes empezaban por atacar el envoltorio de las células, constituido por grasas. Después han observado que la alteración de esta barrera hacía que las células fueran vulnerables a los agentes infecciosos, químicos, hormonales. Y que, además, resultaban atacadas las estructuras situadas en el corazón mismo de las células, especialmente las mitocondrias, unas pequeñas «fábricas» que transforman los alimentos en energía. Al final, advierten los científicos, la célula muere y la agresión afecta al núcleo celular, de manera que el ADN y el ARN sufren graves alteraciones hasta el punto de que se desarrollan enfermedades: esclerosis, inflamaciones crónicas, cánceres, deficiencias inmunitarias, etc. En total, hoy en día más de cien enfermedades se atribuyen indirectamente a los radicales libres.

En el principio fue...

Cuando el oxígeno apareció en la atmósfera terrestre, hace 3.000 millones de años, muchas especies dejaron de existir. Las que lograron sobrevivir consiguieron domesticar al enemigo, e incluso convertirlo en un aliado: gracias a él, y a través de distintos rodeos, las células alcanzaron un mejor funcionamiento y metabolizaron los alimentos de una forma más completa, aumentando así su «rendimiento energético». Pero lo pagaron al precio de desarrollar defensas antioxidantes para oponer resistencia (o controlar) la toxicidad del oxígeno. ¡Nosotros somos los afortunados descendientes de estas bacterias que supieron adaptarse!

Hubo que esperar hasta 1775 para que Joseph Priestley descubriera el oxígeno y hablara de la posibilidad de que se tratara de un gas tóxico. Al cabo de un siglo, Louis Pasteur describió, por primera vez, la «paradoja del oxígeno». A través de un experimento, demostró que unos organismos anaeróbicos (que se desarrollan sin aire) morían con rapidez tras ser expuestos a un tipo de aire que contenía el 20% del oxígeno necesario para los organismos aeróbicos (como nosotros).

A lo largo de los años, un gran número de investigadores se ha apasionado por esta ambivalencia del oxígeno: indispensable para la vida, pero que también nos destruye lenta y decididamente. En 1954, Rebeca Gerschman demostró que los rayos X y el envenenamiento por oxígeno tienen como consecuencias comunes la formación de radicales libres, con gran poder oxidante. Un año más tarde, Denis Hartman lanzó la teoría según la cual el envejecimiento está relacionado con un metabolismo anormal del oxígeno, que lleva a la formación de los radicales libres. Henri Laborit dio un paso más en este campo al llamar la atención sobre la posible toxicidad del oxígeno presurizado que utilizan los submarinistas y sugerir, como medida de protección, el empleo de antioxidantes. Ya en 1966, Trevor Slater demostró que los radicales libres son los responsables de los daños en el cuerpo humano. En su estela y bajo la recomendación de Horwit, la Junta de Alimentación y Nutrición estadounidense reconoció que la vitamina E es esencial por sus propiedades antioxidantes.

A finales de la década de 1960 se descubrió la superóxido dismutasa (SOD), enzima que se encuentra en el glóbulo rojo y es capaz de destruir un tipo de radical libre. Se trataba de un episodio fundamental, pues ponía de manifiesto la actividad de un sistema antioxidante propio del ser humano. Por otro lado, generó un gran entusiasmo y fue el punto de partida de un interés que aún perdura. De hecho, miles de investigadores estudian este tema, que sigue encerrando su misterio, con la intención de desentrañar la función de los radicales libres en el desarrollo de las enfermedades humanas. Un gran número de revistas científicas se consagran por entero al tema *(Free Radical in Biology and Medicine, Free radical Communication, Redox Report...)*.

Aun así, la idea según la cual el oxígeno puede convertirse en una molécula tóxica al formar especies oxigenadas reactivas (EOA = radicales libres), dotadas de propiedades oxidantes, no se entiende del todo en los círculos médicos. La principal razón de este hecho es la extraordinaria reactividad con el medio en que se producen, que dificulta su demostración, a diferencia de lo que puede hacerse con la medición sanguínea del colesterol, por ejemplo. ¡Tengamos en cuenta que la duración de la vida del radical hidroxilo es de una milmillonésima parte de segundo! Los avances tecnológicos recientes han permitido demostrar con toda certeza que, en determinadas enfermedades, las EOA se generan en cantidades excesivas y contribuyen en los daños que sufren las células. Así pues, la prevención o la terapia de estas enfermedades por medio de los antioxidantes adquieren una gran importancia.

El universo paradójico del oxígeno

Todos los seres vivos deben resolver un problema insoluble. Tienen una necesidad crucial de oxígeno para vivir, pero deben protegerse también de él, pues es un elemento tóxico, hasta el punto de que nos va matando a fuego lento día a día. ¡La cuadratura del círculo!

Sin embargo, la naturaleza ha encontrado una respuesta al dilema. Puesto que necesitamos el oxígeno y éste nos oxida, nos ha dotado de un sistema «antioxidante» interno, basado en una serie de enzimas, en particular la SOD, la catalasa o la glutatión peroxidasa. Pese a la gran capacidad del citado sistema, puede resultar insuficiente para contrarrestar todos los oxidantes generados –sobre todo pero no únicamente– por el oxígeno. Además, poco a poco, el propio sistema se oxida y empieza a funcionar peor.

Según la especie a la que se pertenece, el ataque de los oxidantes se soporta en mayor o menor grado. Lo que está claro es que cuanto más rápida es la oxidación, más corta es la duración de la vida. Los investigadores suelen relacionar también el ritmo respiratorio con la duración de la vida: cuanto más deprisa se respira (es decir, cuanto más oxígeno se inhala por minuto), con más rapidez se envejece y más posibilidades se tiene de morir prematuramente. En efecto, el ratón tiene un ritmo respiratorio superior al del ser humano, quien, a su vez, respira más deprisa que el elefante. Así, el ADN del ratón sufre cada día 100.000 ataques oxidativos, y el del ser humano... diez veces menos. Y según su propia exposición a un mayor o menor número de radicales libres, acelera o frena su propia oxidación.

> **¡Animalitos!**
>
> Las especies animales con una reducida esperanza de vida son también las que poseen un metabolismo basal más activo y, por tanto, una cadencia respiratoria elevada. Un estudio llevado a cabo en 1933, publicado en *Free Radical Biology and Medicine*, ponía de manifiesto que el índice de radicales libres generados por la actividad de las mitocondrias (corazones de cada una de las células) era inversamente proporcional a la esperanza de vida de las especies examinadas: el ratón, el hámster, el conejillo de Indias, el conejo y la vaca.

Las situaciones más corrientes que generan mayor cantidad de radicales libres son:

- La respiración;
- la digestión;
- el tabaquismo
- la destoxificación;
- la enfermedad (principalmente infección, inflamación, alergia);
- el estrés crónico o agudo;
- la exposición a los rayos solares;
- la exposición a los contaminantes;
- una aportación alimentaria excesiva.

La gran familia de los radicales libres

Cuando respiramos o digerimos, nuestro cuerpo fabrica radicales libres. Producidos en cantidades razonables, estos elementos resultan útiles: aceleran la muerte de las células enfermas y nos permiten sustituirlas con más rapidez por otras nuevas. Sin ellos, nuestro organismo se vería invadido por células inoperantes, lo que nos llevaría a un final rápido. Participan también en nuestra inmunidad, ya que «se tragan» las bacterias que nos atacan. Así y todo, se trata de unas moléculas muy oxidantes: hacen envejecer a gran velocidad todos nuestros órganos, todas nuestras células. Los antioxidantes tienen como objetivo los oxidantes. Por supuesto. Ahora bien, ¿quiénes son estos enemigos a los que se acosa en el corazón de las células? Los radicales libres son moléculas muy inestables y reactivas, es decir, ultrarrápidas. No se trata de elementos vivos como un microbio o una bacteria. Un radical es una partícula minúscula que puede ser un simple átomo o una molécula (conjunto de átomos). Normalmente, un átomo está formado por un núcleo y unos electrones en órbita (como la Tierra y la Luna). Cuando los electrones se encuentran en número par, se denominan estables (dos Lunas). Sin embargo, bajo el efecto del oxígeno o de la exposición a los rayos solares, por ejemplo, uno de los electrones se separa y entonces el átomo no tiene más que un objetivo: robar otro electrón a su vecino para recuperar su estabilidad. En este caso, el vecino en cuestión pasará los mismos apuros y sufrirá las mismas reacciones. Este robo organizado, que destruye todo lo que encuentra a su paso, llevándose por delante electrones de donde sea (sobre todo de nuestras células y órganos), se produce a una velocidad tan asombrosa que el ojo humano es incapaz de captarlo.

Para comprenderlo mejor, recurriremos a una imagen simple: el radical libre es como un recién llegado a un inmueble. Se comporta como un molesto causante de problemas que empieza tomando como amante a la mujer del vecino, quien, al encontrarse solo, se busca una amante también; a continuación, el marido de esta última, al quedarse sin pareja, busca otra amante, y así sucesivamente. De esta forma se desorganiza todo el inmueble. Luego, uno de los inquilinos, que se ha quedado solo al perder a su mujer, se muda de casa y reproduce el mismo esquema en la siguiente.

La mayor parte del oxígeno que consumimos sirve para la respiración de las células. Tan sólo una pequeña cantidad (aproximadamente un 5%) produce radicales libres oxigenados.

Todo se complica

«Si los radicales libres hubieran sido tan peligrosos, sin duda habrían desaparecido durante la evolución. Si siguen ahí es porque son útiles a las células.»*

No se trata de declarar la guerra abierta a los radicales libres, sino de evitar dejarse desbordar por su número. El equilibrio entre oxidantes y antioxidantes es necesario y debe permanecer más o menos estable. Hay que tener en cuenta que, como ocurre siempre en biología, nada es del todo blanco o del todo negro. Los radicales libres producidos en cantidades razonables son indispensables para la vida: ejercen una función beneficiosa en la inmunidad, en la transmisión del ADN, la cicatrización, la fabricación de determinadas hormonas, etc. Centrándonos únicamente en su función inmunitaria, los glóbulos blancos fabrican radicales libres en su superficie, lo que les permite debilitar al asaltante (bacteria o virus). Se facilitará entonces la siguiente etapa, la fagocitosis (destrucción final del microbio).

Una vez aclarado esto, no vamos a llorar por su suerte. En la inmensa mayoría de casos, y sobre todo a medida que nos hacemos mayores, los oxidantes se encuentran siempre en un número excesivo y son ellos los que acabarán por ganar la batalla. Pero no vamos a eliminarlos mediante un lanzagranadas con la esperanza de destruirlos en masa, pues éste no es nuestro objetivo.

* En Williams, R. J. P., *Phil. Trans.*, 311, 503-603, R. Soc. Lond., 1995.

¿Cómo se forma un radical libre?

Es algo simple. En nuestro cuerpo, al igual que en cualquier parte del universo, miles de millones de átomos y moléculas chocan entre sí permanentemente. Bajo los efectos de una serie de acciones, como la de los rayos solares o la de los contaminantes, los átomos pierden o ganan un electrón, es decir, una carga eléctrica. A continuación, los átomos perdedores se apresuran a robar un electrón en su entorno, de manera que el desequilibrio se perpetúa. Por tanto, cada segundo no sólo se forman radicales libres en nuestro cuerpo, sino que, además, en cuanto se ha producido la reacción, el encadenamiento no tiene fin. Es lo que se denomina «estrés oxidativo» o «reacción de radicales en cadena». Mientras el radical libre no encuentre la partícula que será su «alma gemela», no podrá recuperar la estabilidad.

Cada día nos oxidamos un poco más

A mayor edad, mayor freno en la renovación celular. Y en el ámbito de la vida de cada una de las células no todo es de color de rosa. En su interior funcionan permanentemente unas pequeñas centrales de energía (denominadas «mitocondrias») que suministran aproximadamente el 90% de lo que nos es imprescindible para sobrevivir. Ahora bien, esta actividad obligatoria genera la fabricación de un radical libre llamado superóxido (cada adulto produce anualmente una media de 2 kg de éste). Dicho oxidante acaba por atacar la propia mitocondria, que, poco a poco, produce menos energía y más radicales, los cuales alteran los componentes de la célula. Aquí estriba el problema del envejecimiento y la principal razón que explica que a los ochenta años uno se fatigue, física e intelectualmente, enseguida.

Así pues, se dan todas las condiciones para que los ataques de los radicales libres sean terriblemente perjudiciales y generen patologías degenerativas (enfermedad de Parkinson, dolencias cardíacas, reumatismos...). La prevención pasa por una alimentación antioxidante. Cada vez se considera más indispensable el suplemento continuo de antioxidantes.

Responsables y culpables

Los radicales libres no son los únicos agentes del envejecimiento, si bien contribuyen de forma activa en el proceso y también lo agravan. El factor negativo: emprenden sus ataques... desde nuestro nacimiento. El positivo: cada vez disponemos de más armas para limitar sus estragos. La mejor respuesta sigue siendo la huida: evitemos siempre que nos sea posible a estos peligrosos criminales.

Estos golfos de la peor calaña disfrutan cometiendo sus fechorías en grupo, y, además, un radical libre puede esconder a otro. Empecemos por conocer mejor esta organizadísima banda de malhechores:

- **El oxígeno singulete.** Se habla mucho de él, pues es el gran responsable de las arrugas, de los cánceres de piel, de las cataratas y de la degeneración macular. Y lo que lleva a cabo en el interior puede compararse con lo que se ve en el exterior: ataca a todas las células que encuentra. En efecto, lo hemos entendido bien: es él a quien tratamos de evitar con nuestras cremas solares y otras protecciones antioxidantes para la exposición solar.
- **El anión superóxido.** Lo fabrican los glóbulos blancos de nuestro sistema inmunitario con el objetivo de eliminar virus y bacterias. Visto de esta forma, se podría creer que está «de nuestro lado». Sin embargo, fabricado en cantidad excesiva, es responsable de las inflamaciones crónicas que a menudo desembocan en una destrucción progresiva de los tejidos (en las articulaciones, por ejemplo).
- **El radical hidroxilo hiperreactivo.** Su fabricación incontrolada está generada por el cobre y el hierro. El Sol tiene también una importante parte de responsabilidad aquí, puesto que son sus rayos los que rompen las moléculas de agua de nuestro cuerpo (¡y contamos con muchas!) y dan lugar a este radical hidroxilo. Cuidado con los excesos de hierro y de alimentos que contienen este mineral: la situación es comparable a su deficiencia (anemia). Puesto que nunca sabemos si un antioxidante se cruzará con él en el lugar y momento adecuados, es vital prevenir su formación.
- **El peroxinitrito.** Este temible radical es el «hijo» del anión superóxido ya citado y del nitrógeno. El producto

fruto de esta unión agrede de forma violenta tanto a los genes como a las proteínas. Está implicado en la mayor parte de las enfermedades degenerativas e inflamatorias (afecciones cardiovasculares, artritis, enfermedad de Crohn, etc.).
- **El monóxido de nitrógeno.** Debe estudiarse con atención, ya que a pesar de ser un radical libre, no siempre resulta nefasto, pues dilata las arterias. Participa también en la comunicación entre las neuronas.
- **El peróxido de hidrógeno.** Se produce a raíz del funcionamiento de determinadas enzimas. Posee el color y el sabor del agua, pero no es ni mucho menos agua... Por otra parte, no es nocivo en sí, aunque genera el radical hidroxilo, anteriormente citado.

Todos somos pedazos de caucho resquebrajado

A imagen de lo que producen en la naturaleza (la herrumbre, la rancidez de la mantequilla y las resquebrajaduras del caucho o de los plásticos), los radicales libres ocasionan graves daños a las células humanas: pérdida de fluidez y permeabilidad, modificación del ADN (con riesgo de mutación e inicio de procesos cancerosos), disminución de la actividad enzimática, pérdida de elasticidad de los tejidos... ¡Y aún hay más!

El banquillo de los acusados

Los radicales libres hacen estragos. ¿Pero de qué tipo en concreto? Pues de todo tipo, ya que en realidad...

- Inactivan los receptores;
- crean el terror entre las enzimas y las vitaminas;
- oxidan las grasas, aceleran el proceso de fabricación de la agregación plaquetaria y, por consiguiente, crean «tapones» susceptibles de obturar las arterias;

- bloquean todo tipo de transportadores (de oxígeno, de elementos nutrientes...);
- destruyen el esqueleto de cada célula;
- alteran los genes;
- cometen estragos en las mitocondrias (las «centrales de energía» de la célula);
- provocan una acumulación de proteínas oxidadas, al tiempo que impiden la fabricación de otras nuevas, y como consecuencia, los tejidos se endurecen y se hacen fibrosos;
- convierten en rígidas las membranas flexibles y flexibilizan los tejidos que deberían mantenerse rígidos,
- y atacan el ADN

¡Protejamos nuestro ADN!

Esta palabra nos parecerá sin duda abstracta y, no obstante, las repercusiones de su deterioro son muy concretas. El ADN es nuestra memoria profunda, la que sirve de «modelo», de «molde» para la fabricación de nuevas células. De todas formas, producimos continuamente células que pueden sustituir a las anteriores, enfermas o excesivamente viejas. Cuando el ADN sufre un ataque –la especialidad de algunos radicales libres–, nuestro organismo corre el riesgo de fabricar células modificadas, para cometer más estragos, por supuesto. Evidentemente, poseemos «capataces», los encargados de asegurar la integridad de las células nuevas antes de ponerlas en circulación, de repararlas si hace falta, o eliminarlas si llega el caso. Es sobre todo la función del glutatión. De todas formas, cuando las cantidades de glutatión («capataz») son inferiores al número de células anormales, las consecuencias son simples: entran en circulación las células «malas». No hay forma de detener la «cadena de fabricación», pues el organismo no se rige por las cuarenta horas...

Se cree que las lesiones del ADN originan la mayor parte de cánceres. Béatrice-Louise Pool-Zobel (investigadora del Centro Federal de Investigación sobre Nutrición, en la ciudad alemaná de Karlsruhe) ha demostrado que una alimentación rica en carotenoides protege el ADN. Se sabe que el consumo de un sencillo zumo de tomate mejora los parámetros sanguíneos que reflejan nuestras defensas antioxidantes. Otra prueba de que un cambio en la alimentación, aunque sea moderado, puede tener repercusiones positivas.

> **Vayamos un poco más lejos**
>
> Se acusa sobre todo, y con razón, al oxígeno de generar la mayor parte de radicales libres. Es algo cierto aunque incompleto. En realidad, hay otros elementos que pueden provocar su multiplicación. Es el caso del carbono, el nitrógeno y el azufre.

¿Por qué los radicales libres se encuentran en todas las malas jugadas?

La lista de estropicios perpetrados por los oxidantes es interminable. Pueden producir tantos daños porque son moléculas inestables, capaces de transmitir su inestabilidad a todas sus vecinas. Puesto que nuestro cuerpo no es más que un conjunto de moléculas, es lógico que pueda sufrir oxidación globalmente. No hay que olvidar tampoco que determinados oxidantes atacan básicamente a las grasas y que éstas constituyen la mayor parte del envoltorio celular. Y esto rige para cada célula. Tengamos en cuenta, además, que otros oxidantes agreden en especial a las moléculas de agua, es decir, al resto del cuerpo.

Evitemos los radicales libres

Es bueno conocer mejor a nuestros agresores oxidantes y aumentar la aportación en antioxidantes. Es lógico también protegerse de los oxidantes. Deberíamos aprender a localizar al

La historia de los genes en un taxi

Determinados autores mantienen que la evolución antepone la inmortalidad de los genes a la nuestra. Es cierto que los genes se transmiten de generación en generación utilizando como vehículo un cuerpo humano (el nuestro), que, al reproducirse, crea otro cuerpo más joven que va a servir, por su parte, de «taxi» para vehicular dicho gen. Realmente se nos escapa la finalidad de todo esto, lo que no impide que tengamos derecho a rebelarnos, a pesar de que conozcamos de antemano el resultado final del combate. En efecto, si la inmortalidad de los genes puede irritarnos, vamos a concentrarnos más bien en algo más accesible: la mejora del taxi. Éste –es decir, nuestro cuerpo– tendría que ser maravilloso, aunque de entrada posee graves defectos de fabricación. Sus principales carburantes (el oxígeno y el azúcar) son los que le resultan más tóxicos. En efecto, el oxígeno estropea todos los componentes del organismo, pues ataca a través de sus oxidantes cada una de nuestras células; la glucosa (el azúcar), por su parte, se alía con las proteínas del cuerpo y termina por desnaturalizarlas y por alterar progresivamente el buen funcionamiento de los órganos. Thierry Souccar y Jean-Paul Curtay* apuntan que la naturaleza debería habernos equipado con unos sistemas de reparación más sofisticados y también con piezas de recambio (un segundo corazón y un segundo cerebro, que tomarían el «relevo» mientras los primeros estuvieran en fase de mantenimiento). Pero la ingrata naturaleza, insensible ante nuestras súplicas, ha preferido proporcionarnos un sistema de reproducción que nos proporcione placer a fin de que aprovechemos al máximo la combinación con otro de los placeres: el de comer. ¿Su objetivo? Que los genes diseminen su ADN con las mayores amplitud y rapidez posibles antes de que los «taxis» estén demasiado estropeados.

Esta estrategia implica a la fuerza un envejecimiento acelerado, y un gran número de estudios ha demostrado

⟶

> que, en todas las especies, los individuos que se nutren en exceso llegan antes a la madurez sexual y mueren más jóvenes. Al contrario, un dominio estricto de las aportaciones calóricas retrasa la edad de la pubertad y aumenta la esperanza de vida en cuarenta especies animales. Los dos parámetros biológicos destacables que se han encontrado en estos «viejos» son una disminución en el nivel de azúcar de la sangre y en los niveles de oxidantes.
>
> * Doctor Jean-Paul Curtay y Thierry Souccar, *Le Programme de longue vie*, Seuil, 1999.

enemigo para mantenernos a distancia de él. La gravedad de la exposición depende siempre de su intensidad (duración y concentración), del estado de salud de la persona expuesta y también de sus niveles de antioxidantes. Las principales fuentes externas de radicales libres son:

- El tabaco.
- El alcohol.
- Todos los contaminantes procedentes de la industria química: petróleo, gasolina, desodorantes, disolventes, etc.
- Las contaminaciones (atmosférica, pero también interna).
- La exposición al sol (aunque no sea exagerada).
- Los humos de la combustión (de cigarrillos, de leña, de material de construcción; los bomberos están muy expuestos).
- El ejercicio físico intenso.
- El estrés.
- Los COV (compuestos orgánicos volátiles), presentes en prendas recién recogidas de la tintorería (impregnadas de tricloretileno), moquetas y superficies recién pintadas (que desprenden formaldehído), perfumes y desodorantes diversos, agua de la ducha (cloroformo).
- El polvillo (de amianto y de sílice sobre todo).
- Las radiaciones ionizantes.

- El agua oxigenada.
- La lejía.
- Los plaguicidas (herbicidas, insecticidas, etc.).
- Los metales tóxicos (plomo, mercurio –atención a los empastes dentales–, cadmio, aluminio, flúor...).
- Los embalajes de poliestireno.
- Los éteres de glicol.
- El exceso de aditivos (básicamente sulfitos, colorantes, fosfatos y polifosfatos, nitritos, derivados del benceno, BHA, BHT; hay que leer las etiquetas).
- Los medicamentos de síntesis utilizados en oncología, antiinflamatorios, antibióticos, antisépticos (metrodinazol), antiinfecciosos... Todos los medicamentos «antialgo» son oxidantes. Evidentemente hay que tomarlos en caso de necesidad, pero sería bueno que se nos prescribiera al mismo tiempo un suplemento antioxidante, aunque sólo saben hacerlo los médicos que han recibido una buena formación en nutriterapia.

Scully, Mulder y el meteorito

Todos conocemos la famosa serie televisiva *Expediente X*. Uno de sus episodios, titulado «Dod Kalm», se centra en los radicales libres. Hagamos un resumen para aquellos que lo perdieron: Scully y Mulder encuentran un barco que había desaparecido en el mar de Noruega. Los cadáveres de los miembros de la tripulación parecen corresponder a individuos ancianos a pesar de que ninguno de ellos lo era. Ambos investigadores concluyen que el asesino podría ser un meteorito con alto contenido en hierro que, al estrellarse en las proximidades del barco, creó un entorno prooxidante...

Si bien el hierro, al igual que el cobre, son indispensables para la vida, en ciertas condiciones son también responsables de la creación de una especie de radicales libres:

→

> el radical hidroxilo. Se trata de un radical hiperreactivo (su vida transcurre en una milmillonésima parte de segundo) y, por consiguiente, muy difícil de bloquear: es imposible asegurar que en el lugar y momento adecuados está presente un antioxidante capaz de neutralizarlo. La única posibilidad es evitar su formación.
>
> Por ello, los médicos especialistas en nutriterapia advierten contra la utilización de complementos nutricionales que contengan alguno de estos elementos. Hay que leer bien las etiquetas: tanto el hierro como el cobre forman parte de las fórmulas de la mayoría. No hay que tomarlos como suplemento si no se sufre una auténtica carencia, algo que puede comprobarse mediante un análisis de sus niveles en la sangre.

Las fuentes internas

Entre las principales fuentes internas de radicales libres destacan:

- Las infecciones.
- Las alergias.
- Las inflamaciones.
- La respiración normal o acelerada (por ejemplo, al practicar deporte) de las células.
- Los catabolismos (neurotransmisores).
- La desintoxicación hepática.

¿De qué se compone nuestro sistema de defensa antioxidante?

Nuestro organismo está armado para luchar contra esta asociación de malhechores, de lo contrario nos habrían desbordado por todos lados desde nuestro primer aliento. En un modo de vida ideal, lejos de toda contaminación y de todo estrés, con la ausencia de enfermedades y siguiendo un régimen alimentario perfecto, nuestra protección antioxidante es muy eficaz. Pero desde el momento en que nos enfrentamos a diferentes fuentes de radicales libres, se produce un desequilibrio entre las llegadas masivas de estos promotores de disturbios y nuestro servicio de orden.

Nuestro sistema de defensa antioxidante habrá sido bastante difícil de imaginar. Es muy simple de resumir:

- Gozamos de un sistema interno antioxidante, fundado sobre todo en enzimas y proteínas.
- Este mecanismo se completa hábilmente con fuentes externas de antioxidantes, que o bien demuestran ser ellas mismas antioxidantes e independientes (vitaminas, minerales, flavonoides...), o bien vienen a apoyar a nuestras propias tropas ya en el lugar (enzimas), o bien sirven de materiales básicos para que el cuerpo pueda fabricar enzimas antioxidantes. Según el caso, los radicales libres son neutralizados o eliminados (la expresión correcta sería «convertidos en neutros») y estabilizados. El objetivo es siempre el mismo: limitar los daños. Cuando un antioxidante produce un electrón, es oxidado, mientras que el radical libre que lo recibe es reducido. Este antioxidante oxidado debe ser ayudado por otro que, mientras lo «limpia», también se va a oxidar.

Cada cual en su sitio

En el cuerpo, todo este pequeño mundo se reparte según sus afinidades por el medio acuoso (agua) o lipídico (grasa). Por ejemplo, la vitamina C es muy soluble en el agua, por tanto se disolverá en los medios que contienen mucha agua, por ejemplo, en el interior de cada célula. A la inversa, la vitamina E es muy soluble en la grasa e irá a socorrer las regiones del cuerpo ricas en lípidos (envoltura de las células, cerebro).

33

¿Por qué unos antioxidantes específicos?

Se podría pensar que tomando dosis masivas de vitaminas C y E tendríamos defensas para todas las células de nuestro cuerpo, para las «acuosas» y las «grasas». En realidad, determinados antioxidantes protegen tan sólo ciertos órganos. Así, existen pocos antioxidantes que nos protejan de los rayos solares, aparte del licopeno. De todas formas, éste sólo actúa en la piel, no en el ojo, pues el cristalino carece de esta sustancia. Por tanto, no puede ejercer funciones de antioxidante donde no está presente. Afinando más, y siguiendo con el tema de la protección solar, tomaremos el ejemplo del glutatión y de la vitamina C. Esta última está cien veces más concentrada en el cristalino que en la sangre. Sin duda, es poco eficaz contra las radiaciones solares, pero, por otra parte, es muy importante a la hora de restituir el índice de glutatión. En cambio, el glutatión se encuentra en primera línea en la protección del cristalino contra la irradiación. Así pues, es esencial absorber el conjunto de los antioxidantes específicos para nuestro problema.

Una protección en tres niveles

Los antioxidantes tienen la misión de interceptar los oxidantes con los que tropiezan. Sin un mínimo de organización no podría producirse una operación de protección, y, en este capítulo, tenemos que confiar en el cuerpo. Él mismo ha definido tres zonas de acción:

1. En la célula. Aquí es donde ocurre todo, «el campo de batalla» en palabras del prestigioso bioquímico e investigador Richard A. Passwater. Es normal: ahí es donde se trama la vida las veinticuatro horas del día.

2. En la envoltura de la célula. Los «guardianes del templo» recorren permanentemente las «murallas» de la célula, denominadas membranas. Y allí tienen su tarea: su función consiste en inspeccionar los salvoconductos con objeto de permitir la entrada en la célula a los elementos benéficos y rechazar a los demás. Al igual que todos los guardianes, tienen un oficio arriesgado, y los radicales libres no paran de agredirles para poder penetrar en el recinto.

3. En todas partes. Un vasto terreno de juego: este «todas partes» no es otra cosa que el medio extracelular, un campo inmenso no custodiado por nuestros patrulleros antioxidantes. La naturaleza olvidó proporcionarnos «soldados» para vigilar nuestra «red de comunicaciones» interna, y con ello los radicales libres tienen el campo totalmente abierto y pueden desplazarse a su antojo para situarse en los lugares de ataque sin que nadie arremeta contra ellos.

Pequeño test de evaluación sobre la exposición a los radicales libres

Señale con una cruz la respuesta correspondiente. ¡Cuantos más respuestas negativas, mejor!		
Preguntas	Sí	No
Fumo		
En mi entorno se fuma (despacho, casa)		
Trabajo en un medio contaminado		
Mi peso es excesivo		
Vivo en la ciudad		
Tengo más de 50 años		
Como menos de tres piezas de fruta o raciones de verdura al día		
Sólo como productos refinados (pasta, arroz y harina no integrales) y nunca productos integrales		

Preguntas	Sí	No
Cocino con mantequilla o con aceite de cacahuete y no consumo aceite de oliva o de colza		
Bebo agua del grifo (no mineral)		
No como pescados grasos (salmón, sardinas...)		
No practico ningún deporte		
Bebo bastante alcohol (más de tres vasos de vino al día)		
Practico más de cinco horas de deporte a la semana		
Estoy estresado		
Mi exposición a los rayos luminosos es alta (agricultores, pescadores, obreros, «bronceado» intensivo...)		
Tengo problemas de próstata		
Padezco reumatismo		
Tengo tos crónica		
Soy diabético		
Tengo anginas, me resfrío o padezco bronquitis más de una vez al año		
Durante el año anterior he vivido como mínimo una situación de estrés importante (luto, despido, mudanza, nacimiento, ruptura...)		
Sufro dolencias crónicas (dientes, vientre, senos, bronquios, articulaciones...)		
He recibido tratamiento contra un cáncer		

Preguntas	Sí	No
Tengo manchas blancas u oscuras en la piel (sobre todo en las manos y el rostro)		
Duermo mal		
No soy feliz con mi pareja		
Trabajo mucho		
Mi padre o mi madre ha sufrido un infarto, un accidente vascular cerebral o un cáncer		

Este test no tiene como objetivo medir con precisión nuestra exposición a los radicales libres, sino más bien demostrar que las situaciones susceptibles de multiplicar sus ataques son tan diversas como numerosas.

Capítulo 2
La alimentación antioxidante

«A los setenta años no eres más que un niño; a los ochenta, apenas un adolescente; y a los noventa, si los antepasados te invitan a reunirte con ellos en el paraíso, pídeles que te esperen hasta que cumplas los cien, momento en el que te replantearás la cuestión.»

Máxima grabada en una roca cerca de la playa de Okinawa, en una excepcional isla japonesa.

El *hara hachi bu*

En este pedazo de tierra, situado entre Japón y Taiwán, las personas centenarias no son un caso extraño. Científicos de todo el mundo han examinado este hecho, como se ha hecho también con los habitantes de Creta. La dieta cretense es de sobras conocida –fruta, legumbres, verduras, hortalizas, productos lácteos, cereales, pan, vino, miel y, sobre todo, aceite de oliva–, pero ¿en qué consiste la alimentación de nuestros venerables japoneses de Okinawa? ¡Sorpresa! Comen casi exclusivamente cereales (salvo trigo), frutas y verduras. Para ser más precisos, toman todos los días siete porciones de fruta y verdura, las mismas de cereales y dos platos a base de soja. Tres veces a la semana toman pescado, y este es prácticamente el total de alimentos de origen animal que ingieren, lo que apenas representa el 25% de la aportación nutricional (vegetal). Y, evidentemente, consumen muy poco tabaco y alcohol. Tan sólo una costumbre de los habitantes de Okinawa nos puede parecer extraña, pero al parecer reporta sus frutos: la práctica del *hara hachi bu*, es decir, dejar de comer antes de que uno se sienta totalmente lleno.

¿El resultado? Poquísimos problemas relacionados con la glicemia (diabetes); un 80% de cánceres, accidentes cerebrales o enfermedades cardíacas menos que en nuestro entorno; un índice de fracturas de cuello de fémur terriblemente bajo (un 20% inferior al del resto de Japón, que a su vez es ya un 40% más bajo que el de Estados Unidos); un índice de enfermedades muy bajo (un 50% de demencias menos), y unos resultados en análisis sanguíneos admirables (poco colesterol e índices de antioxidantes realmente envidiables).

Los antioxidantes en el menú de las personas centenarias

Las conclusiones son tajantes, según Denis Blache, director de investigación de INSERM-INRA (Unidad de Nutrición Lipídica, Dijon): no existe un patrimonio genético especialmente pródigo, un alimento milagroso o una píldora mágica, no hay más que una alimentación sana y una higiene vital. Es necesario unir a la dietética ejemplar, una gestión del estrés digna de reflexión, que consiste en la práctica de actividades físicas y sociales tradicionales (taichí, kárate, jardinería). Y esos felices habitantes de la isla encantada no sólo viven muchos años, sino que además su existencia es mejor que la del resto, pues aprovechan totalmente los últimos años de su vida. No sufren problemas graves de salud hasta sus meses finales. Algo que podría constituir un sueño para la Seguridad Social...

Nadie nos obliga a seguir al pie de la letra la alimentación de los centenarios habitantes de Okinawa, ¿pero no sería de locos o de inconscientes pasarla por alto? Por otra parte, las recomendaciones que llevan implícitas parecen evocar las de nuestros nutricionistas: comer menos (evitar la repetición de los excesos calóricos), reducir el consumo de productos de origen animal (carne y lácteos), comer más frutas y verduras... ¡Y todo ello con una sonrisa en los labios!

El refuerzo de las defensas antioxidantes empieza por una mejora en la nutrición. Los alimentos están saturados de antioxidantes: cada tipo nos aporta algunos específicos, por ello hay que comer de todo, aunque los vegetales sean el número uno en cuanto a vitaminas. Si bien una alimentación antioxidante ayuda a prevenir y/o curar determinadas enfermedades, puede afirmarse lo mismo del caso contrario. Los alimentos mal escogidos aceleran el envejecimiento, activan determinados genes vinculados a enfermedades y mantienen la inflamación. El factor alimentario interviene incluso donde uno no lo espera. Por ejemplo, el descenso auditivo suele relacionarse con un déficit de magnesio, y las afecciones respiratorias, con deficiencias en antioxidantes.

Hagamos acopio de antioxidantes

Los cuatro principales tipos de antioxidantes que se consumen habitualmente son: la vitamina E, los carotenoides, la vitamina D y los polifenoles. Sus aportaciones diarias medias se sitúan, respectivamente, en 12, 8, 90 y 1.000 mg, y las frutas y verduras contribuyen en un 15, 34, 81 y 52%. Las demás fuentes importantes son las materias grasas vegetales en el caso de la vitamina E (65%), los productos animales en el de los carotenoides (62%) y distintas bebidas (vino, café, té, cerveza, chocolate) en el de los polifenoles (42%).

Los contenidos en antioxidantes de las frutas y verduras son muy variables. A menudo encontramos distintos tipos en el mismo alimento (ver tablas más adelante).

Una buena protección antioxidante se basa sobre todo en la alimentación. En Francia, por ejemplo, los expertos responsables del Programa Nacional sobre Salud en la Nutrición recomiendan consumir cinco porciones de fruta y verduras al día.

Unas recomendaciones idénticas a las difundidas en el Reino Unido. No hay que olvidar que las frutas y las verduras son verdaderas minas de antioxidantes, pero sería un error relegarlas a esta última función. Poseen además abundantes sustancias básicas para nuestra salud, como el potasio, buen regulador de la tensión arterial, y fibras con múltiples virtudes.

Según Thierry Gibault, endocrinólogo y nutricionista, un importante consumo de fruta y verdura aumenta las concentraciones sanguíneas de antioxidantes y reduce la tensión arterial (estudio DASH). Una investigación reciente llevada a cabo por unos científicos de la Universidad de Oxford precisó la cuestión. Se realizó entre unas 700 personas durante seis meses, se calificó como «controlado» y «aleatorio» (idea importante para los científicos escépticos, puesto que implica un protocolo irreprochable), y sus resultados se demostraron elocuentes, si bien poco sorprendentes. En resumen: se dividieron los participantes en dos grupos: el primero siguió el objetivo de «cinco al día», mientras que el segundo constituía un grupo de «control», es decir, no modificó sus hábitos alimentarios. En las mediciones biológicas, el primer grupo presentó índices de antioxidantes de una superioridad evidente (sobre todo en distintos carotenos, en criptoxantina y en vitamina C), pese a que subsisten ciertos interrogantes, como por ejemplo la situación del licopeno, la vitamina A, la vitamina E y el colesterol, comparables en los dos grupos. Por otra parte, la diferencia era más pronunciada en los hombres que en las mujeres, y en los fumadores que en los no fumadores. Además, en el grupo 1 descendió la tensión arterial.

El doctor Gibault considera el estudio positivo por distintas razones: de entrada, porque demuestra que incluso una población poco habituada a seguir una alimentación sana puede «asimilarla» siempre que se le expliquen las virtudes y éstas queden demostradas; por otra parte, que el aumento del consumo de frutas y verduras mejora el estado antioxidante del organismo, y con ello se reducen los riesgos de sufrir cáncer, enfermedades cardíacas y accidentes vasculares cerebrales.

> **Cifras y riesgos**
>
> En el marco de la investigación realizada en Oxford, la diferencia entre la tensión arterial del grupo «cinco al día» y la del grupo «normal» se situaba en 4 mm de mercurio en la sistólica y 1,5 en la diastólica (traducción: quienes tomaron fruta y verdura registraron una tensión inferior a la de los demás). Sabemos que una simple disminución de 2 mm de mercurio en esta última reduce en un 17% el riesgo de hipertensión arterial, en un 6% el de enfermedad coronaria y en un 15% el de los accidentes cerebrales vasculares, de modo que sólo nos queda acercarnos al mercado.

Escojamos bien los alimentos

La inmensa mayoría de los antioxidantes alimentarios se esconden en los vegetales y vale la pena aprovecharlos. Las plantas son tan ricas en elementos protectores porque son incapaces de desplazarse. En efecto, como no pueden moverse, están sometidas a la acción de los depredadores –rayos solares, enfermedades, rigores del clima, parásitos etc.– y tienen que defenderse contra estos agresores sin dejar de crecer ni de atraer a quienes las ayudan en la reproducción. Imaginémonos a nosotros mismos, desnudos, plantados en cualquier lado sin esperanza de que nadie pudiera protegernos.

Sabores y colores

Las frutas y las verduras llevan impreso el color. Cada uno nos informa sobre sus aportaciones. En el campo artístico, se llevan la palma los carotenoides, con el rojo (licopeno), el naranja (betacaroteno) y el amarillo (luteína). En esta gama cromática encontramos también el verde (clorofila) y... el resto de pigmentos (flavonoides).

¡Tomemos fibras!

Una de las virtudes nutricionales más apreciadas de la fruta y la verdura es su aportación en fibra. Aunque ésta no posea poder antioxidante en el sentido clásico del término, como mínimo atrapa numerosas sustancias tóxicas. En su ausencia, se extienden mucho más los estragos de los radicales libres y se desencadenan las enfermedades, desde el estreñimiento hasta los problemas digestivos e incluso el cáncer de colon.

Los vegetales contienen distintos tipos de fibras cuyas acciones se resumen en los siguientes puntos:

- Las gomas se adhieren a los contaminantes y dan consistencia a las heces;
- el salvado atrapa el colesterol y le impide oxidarse;
- la pectina se disuelve en el agua y se une a diversos contaminantes y toxinas;
- la celulosa no es soluble en agua y no hace más que facilitar el tránsito, lo que evita el estancamiento de las heces en el colon y todos los inconvenientes que ello conlleva (en especial la fermentación y la mayor duración del contacto del cuerpo con las toxinas de la alimentación);
- la hemicelulosa tiene las mismas propiedades que la celulosa;
- los ligninos se unen a los ácidos biliares y al colesterol;
- el mucílago atrapa también las toxinas, pero sobre todo regula el índice de azúcar en la sangre.

Según el profesor Christian Rémésy, director de investigación del INRA (el Instituto Nacional de Investigación Agronómica francés), en el Centro de Investigaciones sobre Nutrición Humana, los antioxidantes vegetales constituyen la principal vía de investigación para la lucha contra la oxidación en general y el envejecimiento en particular. El mundo vegetal ejerce una función primordial, pues el organismo consigue su protección gracias a él como no podría hacerlo con ningún otro tipo de alimento. De modo que todo este sistema funciona en sinergia y no tiene ningún sentido dar mayor importancia a uno u otro elemento nutriente. Además, es probable que las vitaminas funcionen mejor cuando se encuentran inmersas en un medio rico en micronutrientes variados.

Es importante, además, que los citados vegetales se desarrollen en unas condiciones que se asemejen al máximo a las naturales, es decir, en la tierra, y que no se rocíen con productos fitosanitarios (de lo contrario, ya no tendrían necesidad de defenderse por sí mismas), etc. Desde esta óptica, es fácil comprender que el primer reflejo positivo es el de escoger alimen-

¡Viva la primavera!

Verduras y hortalizas	Antioxidantes o sustancias que trabajan en sinergia con ellos
Alcachofas	Minerales
Calabacín	Minerales, vitaminas
Coliflor	Vitamina C, flavonoides, indoles
Espárragos	Carotenos, vitamina B9, minerales
Espinacas	Carotenos, vitamina C, minerales
Pepino	
Plantas aromáticas (perejil, perifollo, estragón...)	Vitamina C, carotenos
Rábano negro, rábano rosa	Vitamina C
Tomate	Licopeno, minerales variados
Frutas	
Cerezas	Carotenos
Fresas	Vitamina C
Frambuesas	Vitamina C
Mango	Carotenos, vitamina C y E
Manzana	Vitaminas C y E

tos de temporada. Los otros han crecido en invernaderos y contienen menos compuestos protectores. Tenemos que aprender de nuevo a familiarizarnos con las estaciones, que van cambiando, y con los productos que nos ofrecen.

El verano: la estación de la fruta y la verdura por antonomasia

En verano nos apetece el melón, nos lanzamos hacia los zumos y pedimos grandes platos de ensalada. ¡Perfecto! Esta estación, aparte de ser la época del año que nos incita a comer menos y a tomar alimentos ricos en agua, guía juiciosamente nuestras opciones. Las orgías verdes nos permitirán llenar el depósito de antioxidantes, algo que a nuestro cuerpo le sentará de perlas. Hay que tener en cuenta que el verano es también la estación de los radicales libres por excelencia, según Christian Rémésy, director de investigación del INRA (Theix). El calor activa el funcionamiento del organismo y de esta forma nos expone a un grave estrés oxidante. Los rayos del sol generan asimismo radicales libres, especialmente agresivos con nuestra piel y nuestros ojos. Así pues, las ensaladas y los zumos constituyen auténticos antídotos naturales para todos estos oxidantes. Una especie de «crema solar» interna mucho más eficaz de lo que uno pueda imaginarse...

El verano, la estación de las frutas y verduras antioxidantes por excelencia

Verduras y hortalizas	Antioxidantes o sustancias que trabajan en sinergia con ellos
Alcachofa	Minerales
Brécol	Carotenos, vitamina C
Calabacín	Minerales, vitaminas
Hinojo	Minerales, vitamina C y carotenos
Judías verdes	Carotenos
Judías de desgranar	Minerales
Pepino	Minerales
Pimiento	Vitamina C, carotenos, flavonoides
Setas	Minerales
Tomate	Licopeno, minerales variados
Frutas	
Albaricoque	Carotenos, minerales
Cerezas	Carotenos
Ciruela	Carotenos
Frambuesas	Vitamina C
Fresas	Vitamina C
Fruta roja (grosella, mora, arándano, grosella negra)	Vitamina C, carotenos, polifenoles
Higos	Minerales
Melocotón	Polifenoles, carotenos
Melón	Carotenos, vitamina C
Nectarina	Polifenoles, carotenos
Pera	Vitamina E
Sandía	Carotenos, minerales y vitaminas
Uva	Flavonoides

Hojas de otoño

Verduras y hortalizas	Antioxidantes o sustancias que trabajan en sinergia con ellos
Apio rábano	Minerales
Brécol	Carotenos, vitamina C
Calabaza	Minerales
Col	Vitamina C, indoles
Col de Bruselas	Vitamina C, indoles
Endibia	Vitamina C, flavonoides, indoles
Espinacas	Selenio
Canónigos	Selenio, carotenos, vitamina C
Hinojo	Carotenoides, vitaminas C, E y B9
Pimientos	Minerales, vitamina C y carotenos
Puerros	Vitamina C, carotenos, flavonoides
Setas	Minerales
Tomate	Licopeno, minerales variados
Frutas	
Aguacate	«Grasas beneficiosas», minerales
Castañas	Vitamina E
Higos	Selenio, calcio
Kiwi	Vitamina C, ácidos orgánicos
Manzana	Vitaminas C y E, flavonoides
Membrillo	Aportaciones diversificadas de vitaminas y minerales
Pera	Vitamina E
Uva	Flavonoides, vitamina E

En el corazón del invierno

Verduras y hortalizas	Antioxidantes o sustancias que trabajan en sinergia con ellos
Apio rábano	Minerales
Col	Vitamina C, indoles
Col de Bruselas	Vitamina C, indoles
Coliflor	Vitamina C, flavonoides, indoles
Endibias	Selenio
Canónigos	Carotenos, vitamina C
Hierbas (perejil, perifollo, estragón...)	Vitamina C, carotenos
Puerros	Carotenos
Frutas	**Compuestos más interesantes**
Aguacate	«Grasas beneficiosas», minerales
Clementinas	Vitamina C, flavonoides
Frutos exóticos (caqui, guayaba, papaya...)	Vitaminas C y E y carotenoides en grandes cantidades
Kiwi	Vitamina C, ácidos orgánicos
Manzana	Vitaminas C y E, flavonoides
Pera	Vitamina E
Piña	Vitamina C

Fuera de temporada todo el año

Verduras y hortalizas	Antioxidantes o sustancias que trabajan en sinergia con ellos
Ajo	Una docena de antioxidantes, como el zinc, el selenio, el germanio y las vitaminas B1, B6 y C
Cebolla	Flavonoides
Lechuga	Carotenos, Vitamina B9
Patata	Vitamina C
Remolacha roja	Minerales
Zanahoria	Carotenos
Frutas	
Lima	Vitamina C, citroflavonoides, ácidos orgánicos
Limón	Vitamina C, citroflavonoides, ácidos orgánicos
Naranja	Vitamina C, flavonoides
Pomelo	Vitamina C, flavonoides
Otros	
Aceite de oliva	«Grasas beneficiosas», vitamina E
Avena	Vitamina E
Chocolate	Flavonoides
Lechuga	Carotenos
Oleaginosas (almendras, avellanas, nueces)	«Grasas beneficiosas» minerales, vitamina E
Pescados grasos	«Grasas beneficiosas» (omega 3), vitamina E
Soja (grano + productos derivados = tofu, tempeh)	Flavonoides, «grasas beneficiosas»
Té (sobre todo verde)	Polifenoles, flavonoides
Vino (azucarado, hervido)	Polifenoles, flavonoides
Vino (tinto)	Resveratrol (polifenol), flavonoides

El ORAC en el fondo del plato

Ahora ya es cuantificable el potencial antioxidante de los alimentos. Los científicos de la Universidad Tuf (Boston, Estados Unidos) proponen una clasificación de los veinte alimentos más antioxidantes. La unidad considerada se denomina PARL (potencia de absorción de los radicales libres) u ORAC (*Oxygen Radical Absorption Capacity*, «capacidad de absorción de los radicales libres»), y mide la cantidad total de antioxidantes conocidos hasta el momento que contiene un alimento (vitamina C, E, betacaroteno, etc.), así como su actividad. Si consumimos verdaderas «bombas» de antioxidantes, sabremos que complacemos a nuestro organismo y que lo protegemos en su lucha contra los radicales libres.

No hay que centrarse, sin embargo, exclusivamente en este tipo de lista. De entrada, todo depende de la especie vegetal recogida, de su madurez, su tamaño y edad, el lugar del cultivo, la cocción... (no es lo mismo un tomate que otro). Por otro lado, lo que más cuenta es la variedad alimentaria, pues cada tipo de antioxidante ataca determinados radicales libres. Así pues, no porque algunos alimentos no figuren en el recuadro van a ser inútiles, ni mucho menos. Siempre es mejor consumir una mayor diversidad de sustancias protectoras en pequeñas cantidades que un volumen fenomenal de un solo tipo de antioxidante.

Por último, hay que relativizar los resultados. Por ejemplo, los frutos secos, es decir, deshidratados, concentran los antioxidantes, algo lógico al contener menos agua. De todas formas también son más calóricos que los demás y por consiguiente hay que tomar menos cantidad de ellos.

La biodisponibilidad: una verdadera clave

No porque un alimento tenga un alto contenido en antioxidantes, nos beneficiamos de él. Para constatar que la ingestión implica una respuesta del cuerpo, hay que llevar a cabo exámenes biológicos que demuestran, en general, una diferencia de absorción en

Los veinte alimentos más ricos en antioxidantes

Alimentos (100 g)	Paro	Alimentos (100 g)	Paro
Ciruelas pasas	5.770	Aguacate	782
Pasas	2.830	Naranja	750
Moras	2.036	Uva negra	739
Ajo	1.939	Pimiento rojo	731
Fresas	1.536	Cerezas	670
Frambuesas	1.227	Kiwi	602
Espinacas crudas	1.210	Judías secas (en guisos como la fabada)	503
Coles de Bruselas	1.200	Pomelo rosa	483
Ciruelas	949	Cebolla	449
Brécol	888		
Remolacha	841		

función de los productos, pero también de los individuos. Determinadas personas son más «receptivas» frente a los antioxidantes que otras. Cuando un alimento provoca una respuesta «positiva» del organismo, se dice que la biodisponibilidad es elevada. Si los elementos nutrientes son claramente mal asimilados (sin respuesta o con una respuesta débil del organismo), se dice que la biodisponibilidad es reducida. En realidad, todo depende del elemento nutriente, de su distribución en el alimento, de la forma de preparar este último, etc. He aquí unos ejemplos:

- Las nueces contienen 740 mg de ácido elágico por cada 100 g, las blanqueadas no contienen más de 14 mg en esa misma cantidad.
- Las manzanas con piel contienen un 25% de ácido fenólico y un 30% de flavonoides más que las peladas.
- Siguiendo con las manzanas: 100 g de esta deliciosa fruta prohibida (es decir, 2/3 de una manzana mediana) proporcionarían la actividad antioxidante de 1.500 mg de vitamina C (aunque su contenido en esta vitamina es muy inferior).

- Las espinacas contienen diez veces más betacaroteno que el brécol o los guisantes, pero son estos últimos los que elevan más el nivel de betacaroteno en la sangre.
- La luteína se absorbe mejor si procede de una mezcla de verduras y no tan sólo de espinacas, lo que hace pensar que las verduras de hojas verdes liberan menos luteína que las demás.
- El calor y la extracción (zumos, salsa) permiten absorber el licopeno de los tomates, mientras que en crudo apenas nos beneficiamos de él...

La fruta sin sus inconvenientes

Si mamá no nos enseñó a pelar la fruta, jamás hemos visto un cuchillo adecuado para ello o nos negamos a hacer el mínimo esfuerzo de preparación, siempre podemos echar mano de los zumos de fruta. No sustituyen al alimento en sí, pero más vale algo que nada, sobre todo es mejor consumir zumos que tomar otros productos, como los refrescos embotellados o las bebidas alcohólicas. Hay que reconocer que en estos últimos años las técnicas industriales han evolucionado y que ahora el producto final se parece bastante a la propia fruta. Finalmente, hay que decir que no es raro que los zumos sean más ricos en vitaminas, puesto que se extraen en el lugar de la recolección, mientras que en casa, el mantenimiento a veces prolongado de las reservas puede hacerles perder gran parte de sus virtudes nutricionales. De todas formas, el zumo de fruta es un elemento más: no vayamos a deducir que puede quitar el lugar a la pera del postre.

Y aquí deben constar dos noticias. La buena es que la mayor parte de los zumos (como mínimo aquellos en cuya etiqueta consta la frase «100% puro zumo de fruta» o «a base de zumos concentrados con un 100% en contenido de frutas») no contienen más que el jugo de la fruta, es decir, no llevan azúcar añadido. Su aportación nutricional en antioxidantes no es nada despreciable. La mala noticia es que en el zumo ya no quedan fibras, una de las ventajas que presentan, por otra parte, estos alimentos.

Algunos zumos con un contenido en antioxidantes especialmente alto

Vitamina C	Beta-caroteno	Licopeno	Vitamina E	Polifenoles	Zinc
Naranja Pomelo Mandarina Limón	Albaricoque Mango Fruta de la pasión Tomate	Tomate	Tomate Frutas rojas	Manzana Uva	Manzana Frutas rojas

Fuente: Doctor Jean-Michel Lecerf, *La santé au quotidien avec les jus de fruits*, Instituto Pasteur, Lille (Francia).
ATENCIÓN. Los néctares y las bebidas a base de frutas son claramente menos recomendables. Escojamos zumo puro y tomemos, por ejemplo, zumos de hortalizas como aperitivo.

¡Atención!

Con el pretexto de que las frutas y las verduras son bombas antioxidantes, no habría que concluir que sólo con ellas se consigue una alimentación sana. Ahora bien, es lo primero que hay que tener en cuenta. Los vegetales, a pesar de todas sus virtudes, no aportan suficientes proteínas (a excepción de una dieta vegetariana equilibrada, pero eso es ya otra historia) ni materias grasas.

Como recordatorio, mencionaremos, pues, esos dos importantes componentes de la alimentación.

Las proteínas: la base de una alimentación antioxidante

La correcta elección de las proteínas y una ingestión suficiente de éstas constituyen sin duda uno de los fundamentos de la salud. Sin ellas, adiós músculos, reparación celular y, sobre todo, sistema antioxidante en funcionamiento. El efecto, en cuanto faltan las proteínas, nada funciona. Es imprescindible proporcionar al organismo como mínimo 50 mg al día de ellas (o sea, una media de 300 g de alimentos con alto contenido proteínico).

Lo + científico

Se dice que la absorción de las proteínas es «determinismo genético». Ello significa que, sean cuales sean las proteínas ingeridas, las células utilizan los mismos aminoácidos. Si éstos fallan cuando se los reclama, el cuerpo echa mano de sus propios tejidos, generalmente de los músculos (y entre ellos el corazón). Es importante, pues, aportarle las proteínas más completas posibles a fin de que no le falte ningún aminoácido.

El taller de los «collares de perlas»

Las proteínas son unos conjuntos de aminoácidos que nos recuerdan un collar de perlas. Según el tipo de aminoácido, el collar es distinto. Todos los seres vivos contienen proteínas, pero estos «collares» se adaptan más o menos a los humanos. Las proteínas animales se parecen a las nuestras: nosotros las absorbemos y las utilizamos sin cuestionar nada. Por desgracia, las proteínas a menudo están envueltas en grasas indeseadas. Por otro lado, las proteínas vegetales no corresponden exactamente a nuestras necesidades, pero en cambio van acompañadas de unas sustancias protectoras interesantes. De hecho, basta con consumir distintos tipos de vegetales (cereales y leguminosas) durante el día –y no forzosamente en una misma comida, como se ha creído durante mucho tiempo– para conseguir los aminoácidos imprescindibles.

    Lo ideal es aumentar las aportaciones de proteínas vegetales, aunque pensando siempre en consumir alimentos que se completen (cereales + legumbres). Si eso nos parece demasiado complicado, durante una temporada inicial procuraremos tomar todos los días proteínas animales de calidad (huevo, pescado, carne de ave sin piel).

> **¡Lo caliente de dentro!**
>
> No hay que comer nunca las partes carbonizadas (negras) de la carne, de los huevos o del pescado, pues contienen unos compuestos muy tóxicos denominados «productos finales con glicación avanzada» (AGEs, *Advanced Glycation End Products*). Éstos generan un extraordinario número de radicales libres que llegan a deformar nuestras propias proteínas.

La fabricación del glutatión: como un juego de construcción

¿Qué podemos hacer para aumentar nuestra propia fabricación de glutatión? Este compuesto, nuestro principal antioxidante interno, está constituido por tres aminoácidos vinculados entre sí: el ácido glutámico, la glicina y la cisteína. Podría creerse que hay que tomar más «materiales básicos» de éstos (es decir, más proteínas) para acelerar su producción. Lo que ocurre es que los dos primeros aminoácidos se encuentran en cualquier plato que contenga un alimento completo, en cambio, la cisteína es menos corriente. Aparte de que encontramos apenas unos indicios de ella en la carne, la leche fresca o el brécol, tendríamos que tomar cantidades astronómicas de estos alimentos para que nos proporcionaran un beneficio.

Por otro lado, ya que es tan difícil aumentar nuestra producción de glutatión por medio de la alimentación, como mínimo lo que hay que hacer es no «frenarla» descuidando nuestras aportaciones proteicas.

Las grasas: la búsqueda de los ácidos grasos beneficiosos

Todas las grasas están compuestas por ácidos grasos, pero su impacto en nuestra salud depende de su estructura. Debemos dar prioridad a los ácidos grasos «beneficiosos» y no perder de vista a los «perjudiciales». No existen grasas «antioxidantes» ni grasas «oxidantes». Simplemente, algunas de ellas aceleran de forma vertiginosa la producción de radicales libres, mientras que otras funcionan como auténticos escudos antioxidantes. En general, las primeras «taponan» las arterias y las segundas, por el contrario, las «destapan» y fluidifican la sangre.

Una vez dicho esto, los amantes de la mantequilla pueden tomarla, pero sólo en crudo y en las tostadas de la mañana.

Las grasas: la búsqueda de los ácidos grasos beneficiosos

Comer menos	Comer más
Aceite de palma, de copra (a menudo en las galletas)	Aceite de oliva (incluso en los fritos)
Productos animales (carne)	Aceite de colza (sólo crudo)
Leche (sobre todo entera o junto con azúcar, como en los postres lácteos)	Camelina (en farmacia)
	Soja (¡cuidado con la conservación!)
Quesos	Nuez (¡cuidado con la conservación!)
Manteca de cerdo	Germen de trigo (¡cuidado con la conservación!)
Embutidos	Grasa de ave *(foie-gras)*
	Pescados grasos
Mantequilla (sólo en las tostadas de la mañana)	Cacahuetes
	Aceitunas
	Aguacate
	Avellanas
	Aceite de pescado
	Verdolaga (ensalada)

Al igual que todos los antioxidantes, las grasas que los contienen se oxidan con facilidad. Exigen una vigilancia específica en cuanto a su conservación.

> **Lo + científico**
>
> Al contrario que en el caso de las proteínas, la absorción de las grasas no está determinada genéticamente. Esto significa que el cuerpo utiliza las que le proporcionamos, que no selecciona. Así pues, la elección de los ácidos grasos tiene consecuencias considerables en los lípidos que se encuentran en la circulación sanguínea, en el envoltorio de cada una de nuestras células, en la calidad de nuestras mitocondrias (centrales de energía presentes en cada célula), etc. Si ingerimos grasas «beneficiosas», éstas protegen nuestra salud, mientras que si optamos por las «perjudiciales», las repercusiones pueden ser catastróficas.

Preparar bien los alimentos

Hay que manipular con precaución las vitaminas y los minerales. Sería una lástima escoger productos con alto contenido en elementos protectores y echarlo todo a perder por una preparación inadecuada. Las prácticas, las técnicas, los sistemas de cocción, los materiales y los hábitos alimentarios evolucionan. Un sinfín de factores ejerce su función en la conservación correcta o incorrecta de los alimentos hasta que llegan a nuestro plato. Es muy difícil recomendar un tipo de cocción o de consumo, sobre todo cuando nos enfrentamos a unos hábitos culturales muy arraigados y, en ocasiones, ligados a prejuicios... En todos los casos resulta imposible conservar la riqueza de los alimentos en bruto.

La estabilidad de las vitaminas depende del tratamiento que se les da. Algunas, como la C, son auténticas divas y no soportan nada, mientras que otras, como la B_6, son más bien robustas... Los factores que pueden destruir a una u otra son múltiples y variados, y su relación se incluye en el recuadro de la página 60. En determinados casos, la propia naturaleza de un alimento protege a la vitamina contra las agresiones externas.

Por qué hay que comer de todo

Grupo de alimentos	Aportaciones
Verduras y frutas	Pocas calorías, abundante agua y una fuente importante de vitamina C, E, betacaroteno, carotenoides, fibras y otros elementos nutrientes protectores
Pescado y productos de la pesca	Proteínas y ácidos grasos omega 3 (protectores), vitamina B_{12}, yodo
Carnes, embutidos, huevos, quesos	Proteínas y grasas animales, vitamina B_{12}, hierro
Cereales y leguminosas	Azúcares complejos, proteínas vegetales, fibras
Aceites y mantequilla (cuerpos grasos)	Grasas, vitaminas A y E
Oleaginosas (nueces, avellanas...)	Grasas, proteínas vegetales
Productos y bebidas azucarados	Azúcares simples (¡atención!)
Bebidas alcohólicas	Alcohol (¡atención!)
Productos lácteos	Calcio. Aparte de los yogures naturales, ¡atención!

He aquí la fórmula: hay que comer un poco DE TODO, y de todo UN POCO.

Vitamina	Calor	Luz	Oxidantes (sobre todo el aire)	Humedad
A	+	++	++	0
D	+	++	++	0
E	+	+	+	0
K	0	++	+	0
B_1	++	+	0	+
B_2	0	++	0	0
B_3 (PP)	0	0	0	0
B_5	+	0	0	+
B_6	0	+	0	0
B_8	0	+	0	0
B_9	0	+	++	0
B_{12}	0	+	0	+
C	+	+	++	+

Datos aportados por el Centro de Estudio e Información sobre las Vitaminas (CEIV), con sede en Neuilly-sur-Seine (Francia).

Las vitaminas E y A, por ejemplo, se mantienen si el producto es graso por naturaleza (aguacate), mientras que la vitamina C es más estable en un medio ácido (cítricos).

En cuanto a los minerales, éstos no corren peligro alguno aparte del ahogamiento: migran en el agua de cocción y desaparecen por el fregadero si no se consume el caldo.

A veces encontramos vitaminas sensibles a las enzimas, a los sulfitos, a los catalizadores (hierro, cobre...), etc. La duración del almacenamiento de un alimento puede acarrear pérdidas de vitaminas. Por último, determinadas sustancias actúan como antivitaminas. Es el caso de la warfarina (antivitamina K), la avidina (antivitamina B_8) o la tiaminasa (enzima que destruye la vitamina B_1).

Vamos a entrar en detalles

Del campo a la cocina

Entre el campo donde se han «recogido» las verduras y la llegada de éstas a nuestro plato, ¡cuántas etapas de conservación, almacenamiento, transporte, nuevo almacenamiento...! Las técnicas industriales –esterilización por calor (conservas), congelación, deshidratación, liofilización, etc.– permiten además consumir cualquier verdura en cualquier época: un gran adelanto. El reverso de la medalla es que todas ellas generan pérdidas vitamínicas. Sin embargo, hay que recordar que todos a título individual podemos hacer desparecer las vitaminas por simple negligencia: basta con dejar las verduras y la fruta al aire libre, incluso a pleno sol, o mantener los alimentos al fuego a la espera de que todo el mundo se siente a la mesa. Hay que comparar lo comparable y no protestar contra el escaso contenido en vitamina C de las judías verdes congeladas respecto a su equivalente en fresco.

Almacenamiento y conservación: frescor y oscuridad

Puede que nuestras frutas y verduras sean un primor y estén saturadas de vitaminas, pero si las guardamos o las conservamos mal, todos sus preciados componentes se esfumarán. Las temperaturas ideales se sitúan entre 1 y 4 ºC. En un frigorífico que funciona correctamente, ésta suele ser la media. Las judías verdes, que tendrían que haber entrado en el recipiente reservado a las verduras a la vuelta de la compra –pero que han quedado sobre la mesa de la cocina–, pierden en un día el 35% de su vitamina C, mientras que si se hubieran colocado juiciosamente al fresco, sólo habrían perdido un 10%.

Pero el frío no es adecuado para todas las verduras. Por ejemplo, las patatas se conservan a 12 ºC, por lo tanto, nada de nevera. En este caso, y siempre que estén protegidos de la luz, nuestros queridos tubérculos «sólo» pierden un 50% de su vitamina C en tres meses.

> **¡Ojo!**
>
> En determinados frigoríficos mal regulados, la temperatura es mucho menor: puede situarse incluso por debajo de 0 ºC, lo que provoca un inicio de congelación y el estallido de las células.

Limpieza-lavado, deterioro...

La riqueza en vitaminas de las frutas y verduras varía considerablemente según la parte consumida, y durante su preparación resultan inevitables las pérdidas vitamínicas.

Al mondar las zanahorias, eliminamos las vitaminas B_1, B_2 y PP, mientras que al hacerlo con las manzanas y las peras, nos perdemos una parte importante de las vitaminas PP, B_2, C y B_9.

En general, se desechan las hojas exteriores de las lechugas y las coles, y es una lástima, pues son las que presentan mayores índices de caroteno, vitaminas C y B_9. Su corazón es atractivo y crujiente... pero menos antioxidante.

Cuanto mayor es el tiempo de lavado, más vitaminas solubles al agua se escapan. Por ello no hay que dejar las verduras en remojo. En determinados productos preparados industrialmente (por ejemplo, las bolsitas de ensalada), el uso de compuestos antibacterianos u otros aditivos provoca pérdidas suplementarias.

Cuando se escaldan las vitaminas

Una de las etapas de conservación, la de escaldar los vegetales, afecta básicamente a los productos industriales, pero nos atañe también a título individual si preparamos conservas o congelamos los alimentos. La mayor parte de los métodos de conservación impone esta técnica (cocción corta a temperatura elevada) para las verduras frescas, ya se destinen a la congelación, la conserva o la deshidratación. Existen distintos procedimientos para escaldar un producto. Todos conllevan pérdidas importantes de vitaminas sensibles al calor y al agua, aunque habría que compararlas con las alteraciones que sufre un producto fresco con el almacenamiento y el trasporte.

El método más antiguo y utilizado sigue siendo el de sumergir la verdura en agua hirviendo o casi hirviendo (entre 85 y 100 ºC) durante unos minutos. Incluso en este caso, la perdida depende de las condiciones del tratamiento (¿ecológico? ¿riqueza de la tierra?) y de la propia verdura, Según el caso, se pueden llegar a perder hasta un 95% de vitamina C, un 60% de vitamina B_1 y un 40% de vitaminas B_2, B_9 y PP. Los carotenos, en cambio, se mantienen estables.

El hervido al vapor durante un minuto, seguido a continuación de una fase de enfriamiento, tampoco es más aconsejable. Se emplean además otras técnicas para disminuir el tiempo de cocción, como el vapor a presión, el enfriamiento a base de aire frío, la de escaldar en seco con microondas, etc.

Sin embargo, si tenemos la intención de conservar verduras durante unas semanas o unos meses, el hecho de escaldarlas permite, a pesar de todo, una mejor conservación de las vitaminas a lo largo del tiempo. Después de un año de almacenamiento, las judías verdes escaldadas y congeladas han perdido un 50% de su vitamina C, porcentaje que aumenta hasta el 90% si no se escaldaron antes de su congelación.

La ionización: ¿rayos oxidantes?

La ionización de los alimentos permite frenar el proceso biológico inevitable en todo producto vivo (germinación, moho, etc.). Sin embargo, los alimentos ionizados (expuestos a distintos tipos de rayos durante un tiempo determinado) pierden una parte de sus vitaminas en el proceso, a pesar de que éste no sea el peor tratamiento que pueda infligírseles, como mínimo desde esta perspectiva. Al parecer, el antioxidante más afectado por esta práctica es la vitamina E. Afortunadamente, los productos que registran un mayor índice de ésta (aceites) no son someti-

> **¡Demos las gracias a la fermentación!**
>
> Ciertas pérdidas son inevitables, pero podemos intentar minimizarlas. Almacenamiento, limpieza, lavado, cocción... Para cada etapa hay prácticas buenas y malas.
> Determinadas pérdidas son del todo evitables: basta con no comprar los productos en cuestión. El refinado de harinas, aceites, pastas, arroz, azúcar, etc. es uno de los peores destructores de vitaminas. Sus equivalentes en alimentos «integrales» son, con diferencia, muy superiores, y no sólo por lo que se refiere a los antioxidantes. Contienen más fibras, más proteínas,... ¡y tienen mejor sabor!
> Por el contrario, algunos fenómenos naturales aumentan el índice de vitaminas en el alimento. Es el caso, por ejemplo, de la fermentación.

dos a ionización. Además, es inútil romperse la cabeza sobre este tema: muchísimos alimentos (y entre ellos un gran número de vegetales) están ionizados a pesar de que no conste en la etiqueta, Y que nadie crea que se escapa de ello comprando productos «frescos», como las cebollas o las patatas. Son precisamente éstos los que corren más riesgo de sufrir los efectos de los rayos. Salvo que procedan de la agricultura ecológica.

En el desierto de las bolsas de ensalada preparada

Un consejo: que nadie compre ensaladas de las llamadas «de cuarta gama», ese tipo de productos escogidos, lavados (no sólo con agua...) y secos. Prácticamente se diría que nos los dan masticados. De acuerdo, sirven para aumentar el consumo de alimentos crudos, pero no el de vitaminas. Y lo que pone en cuestión esta técnica no es tanto la penosa y total ausencia de sabor, ni siquiera el procedimiento en sí, no tan «ávido» de vitaminas, a excepción de la C, que pierde como de costumbre. De todas formas, lo de desechar las hojas más verdes y no dejar más que los cogollos y las hojas con menos color es algo perjudicial desde el punto de vista vitamínico. Esta etapa, denominada «pulimento» (eliminación de las hojas verdes), acaba con todo el interés hacia este tipo de productos. En comparación, las pérdidas debidas al lavado/enjuague/centrifugado resultan francamente insignificantes si se las compara con esta destrucción.

El mercado: en la vanguardia del progreso

Ante lo expuesto, es fácil constatar que en cada etapa desaparecen para siempre algunos de los preciados antioxidantes y que, en el último eslabón de la cadena, las pérdidas son significativas. Dado que se consumen más productos industrializados, en detrimento de las materias primas frescas, resulta evidente la gran incidencia nutricional. Es recomendable preparar y consumir productos frescos, y lo ideal sería comprarlos todos los días en el mercado, pues, en definitiva, ¡en nuestro puesto de verduras es donde podemos adquirir los productos con mayor contenido en antioxidantes! Está claro que no siempre será posible esta solución. De todas formas, podemos organizarnos para hacer las compras una vez por semana en lugar de abarrotar el congelador una vez al mes con platos preparados.

En manos de los platos cocinados o precocinados

Estos productos, agrupados bajo la denominación de «quinta gama», se comercializan en bolsas, envasados normalmente al vacío, y su límite de conservación es reducido. Muchos se preparan a base de patatas, fécula que constituye una de las principales fuentes de vitamina C. Los estudios han demostrado que sus contenidos en vitamina C son, en general, un 20% inferiores a los de las preparaciones «caseras» (peladas, hervidas, salteadas o fritas). La cifra llega incluso al 50% respecto a las patatas hervidas con su piel. Y su contenido en vitamina C es más bajo cuando se acerca el límite de la fecha de consumo y a final de temporada (junio, julio y agosto). Para ser más exactos, el problema no estriba en la cocción al vacío, al contrario, ésta conservaría casi mejor la vitamina C que nuestros propios recipientes. Las virtudes desaparecen a partir del almacenamiento y el recalentamiento en casa. Por lo que se refiere a los platos precocinados o bajos en calorías, el mismo error y el mismo castigo: sus aportes vitamínicos son más reducidos que los de un plato tradicional.

La cocción-extrusión, ¡menuda impresión!

Una técnica que la industria utiliza cada vez más, entre otros productos para aquellos a base de cereales (los del desayuno, por ejemplo), es la cocción-extrusión. ¿En qué consiste este procedimiento? Se trata de someter una (o varias) materias primas a los efectos conjugados de la presión y de la temperatura durante un espacio de tiempo muy breve. Así, el producto se cuece y se le da forma sucesivamente. Las pérdidas en vitaminas dependen de la naturaleza del alimento y de su índice de edad. Las conclusiones, no obstante son unánimes; la vitamina C vuelve a ser la gran perdedora, y le siguen de cerca la B_1 y la B_9. A estos estragos tecnológicos se unen otros más importantes, los que se deben a la conservación de los productos que han sufrido la extrusión: tienen una amplia superficie de contacto con el aire y por ello se oxidan con rapidez.

La cocción en casa

La cocción modifica los alimentos: los mejora y los hace más digestivos. De todas formas, estas transformaciones degradan sus vitaminas. Las pérdidas, sin embargo, dependen mucho del tipo de cocción que se emplea. Por otro lado, las cifras serán distintas en función de numerosos factores: el material empleado, el volumen del recipiente, la técnica, la cocción con o sin tapa, la cantidad inicial de agua para la cocción, el sistema de calentamiento del horno, la duración de éste, así como la capacidad de la cocina de alcanzar con rapidez el punto de temperatura más alto, el corte de las frutas y verduras, el mondar o no el vegetal, etc.

Volvamos al ejemplo de la patata. Al tratarse del vegetal más consumido, el que constituye una fuente esencial de vitamina C para determinadas familias, pongamos de nuevo las cosas en su lugar.

La cocción: las reglas principales

- Los mejores tipos de cocción son indiscutiblemente la cocción al vapor y la cocción en recipiente hermético. Ambos conservan el máximo de sustancias nutrientes.

Pérdidas de vitamina C

En función del tipo de cocción y de la preparación de las patatas

Sistema de cocción	Condiciones de la cocción	Duración	Pérdidas en vitamina C
Con agua	Peladas	15-30 min	40%
	Con piel	20-40 min	7%
	Peladas tipo puré	15 min	39%
Al vapor	Peladas	10 min	43%
Con agua y luego salteadas	Salteadas en la sartén	7-15 min	44%
Con aceite	Fritas en trozos pequeños	5-10 min	44%
	Fitas en trozos normales	10-20 min	41%
Fuente: J.-P. Marechi, CEIV.			

- La cocción con agua hirviendo diluye las vitaminas; sin embargo, hace que los alimentos alcancen una temperatura elevada más rápido, lo que permite neutralizar la enzima que destruye la vitamina C. Cuando pongamos a cocer alimentos en agua hirviendo, lo mejor será no cubrirlos, sino dejarles sólo 2 o 3 cm de líquido. Así podremos recuperar el «caldo». Contrariamente a lo que imponen las tradiciones culinarias, no hay que salar el agua. Debido a un efecto de ósmosis, el agua salada atrae hacia sí las sales minerales que contienen los alimentos. Tampoco hay que añadir bicarbonato sódico al agua de cocción: es una técnica que aún se emplea para que las verduras conserven su color verde, pero deteriora la vitamina C.
- Limitemos el tiempo de cocción.
- Llevemos siempre el agua a ebullición antes de añadir las verduras o frutas, incluso las patatas. Luego, cubramos el recipiente para que quede hermético y el vapor no se escape.
- Dejemos los alimentos el menor tiempo posible en el fuego y sirvámoslos sin demora.
- No hay que «mantener caliente» el recipiente encima de un difusor. Si alguien se retrasa a la hora de comer, lo más importante es la pérdida de elementos nutrientes. Siempre es mejor dejar enfriar y recalentar en un instante. Se trata de una técnica que se utiliza a veces en casa, pero en lugares públicos es ya algo sistemático: los platos calientes de los bares y restaurantes de menú nunca baten récords en vitaminas, sobre todo en el caso de la C.
- Los hornos microondas no parecen generar pérdidas más importantes de vitaminas que otros sistemas de cocción. Las controversias sobre este electrodoméstico se basan en otros elementos.

Pérdidas de vitamina C

Durante la conservación de las verduras y hortalizas a 60 ºC, expresada en % del contenido después de la cocción

Verduras y hortalizas	15 min	30 min	1 h	2 h	3 h	4 h	6 h
Col de Bruselas	7	17	21	33	49		66
Coliflor		18	51	76			
Colinabo	5	10	17	28	38	50	63
Col	22	29	46	60	67		84
Puerro	17	26	38	49	64		82
Patata				21		41	
Puré de patata (copos + leche fresca)	13	23	28				
Espinacas	51	65	71	76	81		86
Judías verdes	32/37	55/60	67/74	79/89			

Fuente: K. Augustin Hatmann y J.-P. Belliot, CEIV.

Minerales en el sifón

Se desaconseja la cocción con agua, pues las vitaminas solubles en ésta y los minerales desaparecen en el fondo del recipiente... para acabar su poco gloriosa carrera en el sifón del fregadero. ¡Una auténtica lástima! Claro que otra cosa es si se consume el agua de la cocción, preparando con ella una sopa o un caldo. En este caso, es un sistema interesante y ni que decir tiene que no existe otra forma mejor de preparar dicho plato.

Pérdidas de vitaminas

En la preparación de los alimentos en casa

Vitaminas	Pérdidas (aprox) en %	Comentarios
Liposolubles		
A	15	Básicamente pérdidas en la cocción.
Betacaroteno	10	
E	20	
Hidrosolubles		
B1	10 a 60	Las pérdidas más elevadas corresponden a la cocción con agua. El volumen de ésta no tiene tanta importancia como la duración de la cocción.
B2	10 a 40	
B6	10 a 50	
B12	5 a 20	Las pérdidas más leves se observan en la cocción rápida sin agua.
PP	5 a 20	
B5	20 a 40	Es difícil prever las pérdidas en vitamina C, pues todo depende del propio alimento, del medio en el que se cuece, etc. Lo que sí se sabe es que es muy frágil.
B9	20 a 50	
B8	10 a 40	
C	20 a 90	
Fuente: CEIV.		

Régimen antivitaminas

Las dietas de adelgazamiento reducen los aportes en vitaminas y minerales. Por debajo del fatídico umbral de entre 1.200 y 1.300 calorías, los suplementos vitamínicos son indispensables puesto que las aportaciones son excesivamente reducidas.

La palabra «tanino» tiene que alegrarnos a la fuerza

Un importante número de sustancias extraídas de las plantas utilizadas en la medicina oriental tienen propiedades antioxidantes: citaremos, por ejemplo, la canela (corteza del canelo), el regaliz (raíz del orozuz), el geranio, el té verde... ¿Cuál es el secreto? Todas estas sustancias son ricas en taninos. Y éstos inactivan los radicales libres.

> ### Los peores enemigos de la vitamina E
>
> - En los alimentos, y en especial en los aceites vegetales, la vitamina E pierde una parte de su actividad durante el refinado (15 a 20%) y el almacenamiento (10%).
> - Durante la cocción, la pérdida es más importante en caso de fritura. Aunque el aceite se cambie aproximadamente cada cinco frituras, un estudio práctico demostró que el contenido en vitamina E tiende a ser cero después de unas veinte operaciones.
> - El oxígeno del aire también destruye la vitamina E, y el calor y la luz aceleran su oxidación.
> - La cocción destruye el 80% de la vitamina E que contienen la zanahoria, la col, las judías verdes, los espárragos y las espinacas.
> - Las dietas de adelgazamiento son auténticos «aniquiladores» de vitamina E, que sólo está presente en las materias grasas... que muchas veces se suprimen drásticamente.

La hora del té o ¿la hora de los antioxidantes?

No en vano, en China se llama «el elixir de la inmortalidad». Con una buena taza de té a la hora del desayuno, cada mañana llenamos el depósito de antioxidantes. Una sola taza posee una actividad antioxidante superior a la de 100 g de fruta y verdura fresca. Con dos tazas nos situamos de lleno en un estadio de protección antioxidante superior, pues han demostrado ser más eficaces que dos vasos de zumo de naranja o que 120 mg de vitamina C. El poder antioxidante del té es tal que es capaz de enfrentarse a las nitrosaminas –uno de los componentes cancerígenos más agresivos que contienen los alimentos ahumados, los residuos de nitratos–, lo que lo convierte en uno de los alimentos de vanguardia en el campo de la longevidad. La acción se debe a los polifenoles y a los taninos, los mismos que presenta el vino tinto, del que tantas alabanzas se cantan, pero, ¡sin el alcohol ni las calorías! Hasta el punto de que, en el terreno de los antioxidantes, algunos especialistas lo consideran superior a la vitamina E. Está reconocido que el consumo regular de té verde reduce el índice de colesterol y de triglicéridos y también el riesgo de formación de placas de ateroma.

Té blanco, té verde, té oolong o té negro: todas estas hojas provienen del mismo árbol *(Camelia sinensis)*. El distinto tratamiento le confiere el color y las virtudes. El té negro procede de las hojas recogidas frescas, comprimidas y fermentadas, es decir expuestas al aire, que da a la planta un color pardo. Las hojas del té verde se tuestan con rapidez, con lo que se bloquea su fermentación. El té oolong, que los chinos consideran el mejor del mundo, es el intermedio, ya que ha fermentado ligeramente. Por fin, el té blanco, poco corriente, se marchita después de la recolección y se seca sin más manipulación. Té verde, té oolong o té negro, todos a la una: un tesoro de virtudes... y cero calorías. Una única condición: no añadirle nunca leche, pues ésta se junta con las sustancias protectoras y les impide el acceso al organismo.

El té verde parece ser el más feroz en su ataque contra los radicales libres. Tal vez sea porque contiene 10 veces más cantidad de EGCG (galato de epigalocatequina, un compuesto antioxidante muy frágil que desaparece en el momento de la fermentación) que el té negro y 2,5 veces más que el té oolong. Esta bebida es preventiva contra algunos cánceres, sobre todo los de los aparatos digestivo y urinario y los de piel. Su alto contenido en flúor lo convierte en un importante alimento contra las caries, pero no por ello sustituye el cepillado de los dientes... Se ha utilizado también tradicionalmente contra la gripe, sin duda por su amplia acción antivírica. Es bueno consumirlo en todo tipo de afecciones. El té verde parece el más interesante, seguido por el té oolong y el negro Earl Grey. El té contiene la mitad de cafeína que el café. Comparado con la misma dosis de cafeína, el té provoca un aumento de la temperatura de la piel mucho más considerable que el agua o el café. Ello indica una vasodilatación o un efecto «relajante» en los capilares, probablemente debido a los flavonoides que contiene.

Preparar té desteinado

Puesto que son suficientes de 1 a 3 tazas al día para beneficiarse de la protección que nos brinda el té, no es difícil alcanzar esta «cuota». Sin embargo, a las personas sensibles a la cafeína puede parecerles ligeramente excitante. Nada más fácil que preparar té desteinado para aprovechar sus virtudes. ¡Incluso por la noche!

Se dice que cuanto más tiempo de infusión lleva el té negro, más excita. Nada más falso: cuanto más tiempo de infusión, mayor liberación de flavonoides y de antocianinas, que «capturan» al vuelo la cafeína y la neutralizan. Es mucho más excitante un té «ligero»... Con el té verde ocurre al contrario: cuanto mayor es el tiempo de infusión, mayor el contenido de cafeína (pues no aparece ningún tanino para capturarla). Para preparar té desteinado, basta con desechar la primera agua de la infusión y preparar el té normalmente. En los tres primeros minutos se libera el 75% de la cafeína. De esta forma se obtiene un té con alto contenido en tanino, pero bajo en cafeína...

A tener en cuenta

La teína (igual que la cafeína) es un poco agresiva para la mucosa estomacal. En caso de úlcera o de regurgitación gastrointestinal, es mejor no beber té o tomarlo desteinado. Lo mismo hay que decir para quien sufra hipertensión arterial. En dosis elevadas, la teína puede provocar palpitaciones, hiperexcitaciones musculares y ansiedad. En cambio, constituye una bendición para las personas que sufren dolores de cabeza o migrañas.

Sobre el uso incorrecto de la poción mágica

No hay que consumir el té hirviendo, pues el cáncer de esófago está relacionado, al parecer, con la ingestión de bebidas excesivamente calientes. Tampoco deben añadírsele unas gotitas de leche, pues ésta inactiva el flúor y determinados taninos. Además, flocula con la teína y la convierte en indigesta. No hay que tomar té con las comidas, pues reduce la absorción del hierro. En cambio, para quien sufra de hemocromatosis (exceso de hierro), ¡el té es una mina! De no ser así, hay que tomarlo entre comidas.

Beber, beber, beber, ¡lo que hace falta es beber!

Sin ninguna duda, el vino tinto nos protege de algunas enfermedades y reduce claramente el riesgo de mortalidad. Una serie de investigaciones coinciden en estas conclusiones, entre ellas la de Serge Renaud (el «padre» de la dieta cretense o mediterránea, tan de moda), quien se basa en un estudio realizado a partir de estadísticas sobre 12.000 hombres. Este trabajo, denominado «Estudio de Nancy», demuestra que el vino ofrece una protección espectacular contra el cáncer, contra la degeneración macular, contra el Alzheimer, etc. ¿Qué tienen en común todas estas enfermedades? Los radicales libres, según los terapeutas en nutrición, para quienes la protección aportada por el vino radica en su contenido en antioxidantes.

No obstante, queda por definir el nivel óptimo. Todos sabemos que el alcohol produce unos estragos igual de imponentes, y no es cuestión de inyectarse tinto en las venas. Al parecer, las mujeres son más sensibles a los efectos nefastos del alcohol, y el momento del día en que se toma tiene también su importancia. Se sabe que los efectos negativos del alcohol empeoran cuando el estómago está vacío; así pues, quien empine el codo, tendrá que haber tomado antes algo sólido. Por otro lado, es mejor tomar la ración de vino al mediodía, ya que por la noche, el alcohol fomenta la aceleración del ritmo cardíaco y la temperatura corporal y, por consiguiente, la liberación de radicales libres. Lo ideal sería consumir dos vasos al mediodía y uno por la noche, pero hay que relativizar la norma en función de cada persona.

> **¡Ojo!**
>
> Hay que beber siempre como mínimo la misma cantidad de agua que de vino, a fin de acortar el tiempo de presencia del alcohol en el organismo.

Hierro y taninos

Alguien podría pensar que el vino ayuda a elevar el nivel sanguíneo de hierro en las personas anémicas. Nada de eso. Suponiendo que esta bebida contiene efectivamente hierro, la presencia de los taninos lo ha convertido ya en inabsorbible.

Menú antioxidante para un día

Desayuno

- Yogur de soja con frutas rojas, en su temporada, o manzana.
- Frutos secos (fibras, magnesio y minerales).
- Huevo pasado por agua, tres veces por semana (proteína y lecitina).
- Muesli de avena, de arroz con un poco de germen de trigo y leche de soja.
- Galletas de arroz o de espelta.
- Infusión de tomillo en invierno o de té verde (antioxidantes).

Almuerzo

- Ensalada: zanahoria rallada, tomate, col a tiras, etc. Preparar el aliño con una mitad de aceite de oliva, una mitad

de aceite de colza, un chorrito de aceite de nuez, limón o vinagre de sidra. O bien melón en verano.
- Pescado graso (atún, salmón, sardina, caballa) tres veces por semana (omega 3).
- Carne magra al menos dos veces por semana.
- Verduras verdes: espinacas, brécol, col, judías tiernas.
- Arroz con salsa de tomate (licopeno). Pasar el tomate fresco por aceite de oliva y ajo.
- Queso (una pequeña cantidad, preferentemente de cabra o de oveja).
- Fruta de temporada.

Merienda

- Yogur o crema de soja, leche de soja.
- Zumo de pomelo con un poco de germen de trigo.
- Té verde o infusión de tomillo.

Cena

- En invierno: sopa de verduras casera.
- En verano: gazpacho, lechuga (aliñada como la ensalada de la comida) o melón.
- Legumbres (selenio, fibra): lentejas, habas, guisantes, judías, etc. con acompañamiento de arroz integral o semiintegral.
- Fruta de temporada y unas almendras.

- Y uno o dos vasitos de buen vino por comida.
- ¡Agua!

Capítulo 3
El abecedario de los antioxidantes

No es antioxidante quien quiere.

Muchos son los llamados, pocos los elegidos.

Pero, ¡qué poder! De la A a la Z, del ácido alfalipoico al zinc, vamos a familiarizarnos con los guardianes de nuestro organismo.

«Ha llegado el momento de recomendar antioxidantes», proclamaba ya en 1998 el profesor Jeffrey B. Blumberg, sin duda uno de los mejores especialistas mundiales en este campo. En su opinión, poseíamos ya suficiente información sobre las virtudes de estas sustancias nutrientes para recomendarlos. Y le impacientaba tener que esperar nuevas «pruebas» para obtener respuestas definitivas en cuanto a dosificación o certeza: «No existe una respuesta definitiva en el terreno científico. Disponemos ya de un buen número de demostraciones sobre el interés de los antioxidantes, ya sea en el campo de la inmunidad o en el de la prevención de enfermedades crónicas: cáncer, enfermedades cardiovasculares... Si dejamos pasar el tiempo mientras esperamos y no traducimos estos datos científicos en recomendaciones para el público en general, bajo el pretexto de que no disponemos de todas las respuestas, nos encontraremos ante una situación dramática», afirmaba el profesor Blumberg. De todas formas, insistía el científico, hay que tener en cuenta que los antioxidantes no pueden sustituir un estilo de vida sano. «Quien desee vivir mucho tiempo y gozar de buena salud, debe contar también con una alimentación sana y equilibrada, dejar de fumar y hacer ejercicio», concluía.

Los antioxidantes: un equipo de fútbol

Ser antioxidante no significa gran cosa. En realidad, los investigadores estudian alimentos y sustancias, conocidos y no tan conocidos, con el fin de determinar si presentan propiedades antioxidantes. La vitamina C, por ejemplo, no es «un antioxidante»: es una vitamina antioxidante en determinadas condiciones (dosificación, oxidantes implicados, etc.). Lo mismo ocurre con todos los «antioxidantes» citados a continuación. Con toda seguridad, además, en los próximos años se descubrirán otras fuentes generadoras de antioxidantes.

Vamos a presentarlos por separado, y de manera más detallada, en las páginas siguientes. No hay que olvidar, de todos modos, que trabajan en equipo, exactamente igual a como se hace en el fútbol. De la misma forma que no serviría de nada tener once porteros vagando por el campo, también sería absurdo consumir elevadas dosis de un antioxidante y dejar a un lado todos los demás. A quienes no sientan interés por este deporte, tal vez les resulte más ilustrativo el ejemplo de una orquesta: los distintos antioxidantes son notas y/o instrumentos. Es el conjunto el que produce la música, mientras que un solo instrumento enseguida se hace insoportable.

Complementos nutricionales

Los alimentos aportan antioxidantes en cantidades adecuadas para mantener la salud en un entorno adecuado. En cuanto estamos sometidos el estrés, sufrimos alguna enfermedad o soportamos la contaminación, resultan insuficientes, no sólo para protegernos, sino también para resolver nuestro problema llegado el caso. Hace falta tomar suplementos para obtener importantes dosis de antioxidantes en un volumen reducido. Los antioxidantes trabajan mucho mejor en colaboración. Así, en cuanto la vitamina E ha neutralizado un radical libre, ella misma se convierte en radical libre y debe «limpiarse»: quien se encarga de ello es la vitamina C, que le ofrece el electrón que anda buscando para poder volver «al frente». Entonces, la vitamina C se oxida y quien debe reducirla es el glutatión. Siguiendo con la alegoría del deporte, los antioxidantes son también como un equipo de baloncesto con jugadores «intercambiables» durante el encuentro, en el que los deportistas vuelven a la cancha una vez regenerados.

Dietética y nutriterapia: todos a una

La dietética se ocupa de los alimentos y de sus repercusiones en la salud, mientras que la nutriterapia estudia las funciones de los elementos nutrientes (vitaminas, minerales, ácidos grasos...) en el organismo. La dietética alteró el sistema de alimentación a mediados del siglo XX, y los médicos especialistas en este campo son los nutricionistas. La nutriterapia, por su parte, revoluciona de nuevo nuestra relación con los alimentos. Sus especialistas son los nutriterapeutas.

¿Sal y pimienta?

Los científicos han descubierto que la piperina, un componente extraído de la pimienta *(Piper nigrum)*, mejora de manera clara la absorción de los elementos nutrientes. Este alcaloide aumenta sobre todo la asimilación de las vitaminas B_6 y C, del betacaroteno, de la seleniometionina, del coenzima Q10 y de la cúrcuma. Es probable que si tomamos suplementos alimentarios, nuestro nutriterapeuta nos aconseje añadir un comprimido de piperina para reforzar su acción.

La nutriterapia incluye necesariamente la dietética, pues sería ridículo tomar suplementos de micronutrientes si se sigue una alimentación pobre en sustancias protectoras, aunque no tiene por qué ser cierto el caso contrario. Muchos nutricionistas consideran aún que vivimos en un paraíso terrenal, con alimentos perfectos que nos ofrece la madre naturaleza, consumidos de forma ideal, y que los suplementos son inútiles, que incluso pueden llegar a ser nefastos. Esto significa no reconocer todas las investigaciones llevadas a cabo en los últimos años. En realidad, tienen razón en un punto: de entrada hay que mejorar el contenido de nuestro menú. Pero este cambio no siempre es suficiente, ni mucho menos. Sobre todo si tenemos en cuenta que, como demuestran todos los estudios, cada día consumimos menos calorías y, por tanto, matemáticamente, menos elementos protectores (así como más calorías de las denominadas «vacías», esto es, que no aportan ni vitaminas ni minerales), cuando nuestro sistema antioxidante los reclama igual que antes.

ANA, ACR, ADR y Cía.

Todas estas siglas siguen la misma dirección: la de las dosis de elementos nutrientes recomendadas por los poderes públicos u otras instancias científicas. Tienen como objetivo que consigamos una aportación diaria con el fin de evitar las carencias, las auténticas responsables de importantes enfermedades que, por otro lado, hemos dejado ya atrás (escorbuto, beriberi, etc.).

- ANA (aportes nutricionales aconsejados). Los ANA se calculan teóricamente con el objetivo de proteger contra las carencias a cerca de un 100% de los ciudadanos. Difieren entre un país y otro, sin duda porque se han calculado a partir de los hábitos alimentarios y las enfermedades más corrientes de una población muy amplia. No es un método muy fiable, puesto que si, teóricamente, pueden alcanzarse los ANA por medio de una alimentación óptima, es curioso que en la realidad los hechos no se muestren tan idílicos.

- ACR (aportaciones cotidianas recomendadas). Se refieren a una antigua norma estadounidense (RDA, *Recommended Dietary Allowance*, «ingesta diaria recomendada») ya en desuso, pues se ha sustituido por la DRI (*Dietary Reference Intake*, «ingesta dietética de referencia»).
- ADR (aportes diarios recomendados). Los ADR se indican a menudo en las etiquetas de los alimentos. Corresponden a una norma europea. Si los ANA bastan para evitar las carencias, resultan francamente insuficientes cuando lo que se desea es una protección óptima contra los oxidantes. Algunos científicos consideran que hay que multiplicar estos ANA por seis, mientras que otros matizan más. Algo sí es seguro: estas cifras sólo representan una media, ya que las necesidades de vitaminas dependen de un sinfín de factores.

No se trata de hacer lo que sea

Por el hecho de que los antioxidantes no implican peligro, no hay que hacer con ellos lo que sea ni tomarlos como sea. Uno puede sentir la tentación de lanzarse sobre el primer frasco de suplementos vitamínicos que encuentre e incluso de triplicar las dosis, pensando: «Cuantos más tome, mejor». Se trata, evidentemente, de una perspectiva mental, pues en el interior de nuestro cuerpo las cosas son mucho más sutiles y, según el doctor Patrice Faure, del Departamento de Biología Integrada del Hospital Michalon (Grenoble), es imprescindible respetar determinadas reglas.

De entrada, como hemos visto, hay que recordar que los radicales libres se producen de forma natural durante distintos procesos (agregación plaquetaria, lucha contra la infección, destrucción de las células anormales...). Una persecución de oxidantes demasiado drástica podría producir el efecto contrario al objetivo buscado.

En segundo lugar, como ocurre en toda intervención nutricional, hay que considerar a la persona de forma global (estilo de vida, sexo, edad, actividades, etc.). Esto permite calcular las dosis de suplementos necesarias en función de los aportes alimentarios. De otra forma, ¡la cosa no «funciona»! Así, se han propuesto suplementos a personas diabéticas y los resultados han sido decepcionantes, pues o bien los aportes no estaban adaptados o el elemento nutriente que se aportaba no estaba en déficit. Por el contrario, un producto dirigido correctamente ha podido demostrar sus virtudes. Un suplemento de selenio, por ejemplo, en personas afectadas por poliartritis reumatoide y con déficit de este mineral, reporta sus frutos.

La idea de «trabajo de equipo» es importantísima, y las asociaciones correctas siempre resultan beneficiosas, sobre todo si permiten aportar unas dosis mínimas. Por otro lado, puede darse una sobredosis en un elemento nutriente en detrimento de otro antioxidante. Así, es de sobras conocida la sinergia entre las vitaminas C y E, ya que la primera regenera a la segunda y la envía de nuevo al circuito, ya limpia y dispuesta a prestar nuevos y leales servicios. Deben evitarse, en cambio, las fórmulas que combinan el hierro con la vitamina C, pues el primero oxida la segunda. Además, hay que tener en cuenta que las cápsulas de vitamina E no hayan caducado y que hayan sido almacenadas a salvo de la luz y el calor, de lo contrario, tomamos nutrimentos oxidados, lo que es peor que no tomar nada. Todas estas reflexiones son relativamente nuevas y ni todos los fabricantes ni todos los médicos las tienen siempre presentes. Es importante, por tanto, dirigirse a especialistas que dispongan de información y, sobre todo, que actualicen sus conocimientos en este campo de investigación tan reciente, que cuenta con más de dos décadas de historia. En los años venideros dispondremos de los resultados de un gran número de estudios iniciados hace algún tiempo, y sin duda las recomendaciones se habrán afinado.

> **¿El envejecimiento? ¡Menudo caramelo!**
>
> Aparte del ataque permanente de los radicales libres, el segundo factor importante del envejecimiento es la degradación de las proteínas. Éstas o bien sufren los ataques de los oxidantes o bien son víctimas de la glicación (reacción entre las proteínas y los azúcares en el interior del organismo). Ahora bien, el cuerpo tiene una necesidad vital de proteínas saludables, ya que se trata de sus bases fundadoras: ¡todo está hecho de proteínas! La piel, los huesos, los músculos... todo se aguanta gracias a ellas. Las arrugas son los signos externos de la glicación de las proteínas, pero indican también que esta reacción fatal se desarrolla al mismo tiempo en el interior del organismo. Los músculos, el cerebro, el sistema inmunitario, los ojos, los vasos sanguíneos... todo queda afectado cuando las proteínas pierden sus funciones. Afortunadamente, la carnosina es un antioxidante presente en nuestro organismo, entre otros, en los músculos, que nos protege contra este fenómeno. Se opone, pues, a la «caramelización» de las proteínas, sobre todo las de los ojos, músculos, cerebro y genes. De todas formas, al envejecer, nuestro índice corporal disminuye, y a los setenta años de edad hemos perdido un 63% de la carnosina muscular. Según algunos investigadores, ésta sería la principal razón que explicaría la fundición muscular vinculada a la edad.

Los antioxidantes de la A a la Z

Las sustancias que relacionamos a continuación han accedido a la codiciada categoría de antioxidantes. Sin embargo, las demás vitaminas y minerales, las enzimas y los aminoácidos son indispensables para la vida, y su carencia conlleva una aceleración en la oxidación. Las investigaciones están dando aún sus primeros paso y es evidente que, con el tiempo, se descubrirán otros antioxidantes. Es básico tener en cuenta que sólo con este equilibrio protegemos nuestro bien más frágil: la salud.

Ácido alfalipoico

Este antioxidante es a la vez poderoso y universal, es decir, es activo en cualquier medio acuoso (como la vitamina C) o graso (como la vitamina E o el betacaroteno). Técnicamente, el ácido alfalipoico es hidrófilo y lipófilo. Esta doble propiedad le permite actuar también tanto en el envoltorio de las células (más bien «grasas») como en la misma célula (más bien «acuosa»). Algunos médicos la califican de «especie de vitamina B_1 liposoluble». Lo que sí está claro es que su función es muy importante.

> El ácido alfalipoico es, junto con la coenzima Q10, el único antioxidante que no se oxida nunca.

Entre sus actividades, una resulta original, puesto que recicla las vitaminas C y E, la coenzima Q10 y el glutatión. En realidad, protege a los demás antioxidantes, «potenciándolos». Neutraliza también en solitario media docena de radicales libres distintos y ataca los relacionados con la aterosclerosis, la diabetes y las cataratas. Elimina asimismo una serie de metales tóxicos (mercurio, plomo, arsénico, cadmio) y otros metales peligrosos que pueden desencadenar una oxidación (hierro, cobre).

Puesto que «sirve para todo», se usa como prevención y, en el tratamiento de afecciones degenerativas, como suplemento, ya que se va agotando con la edad y cuando el organismo se ve sometido a un importante estrés oxidante. Es indispensable para la lucha contra las lesiones de los órganos que utilizan más energía: el cerebro y el corazón. Asimismo, en caso de lesiones neuromusculares (miopatía, distensiones musculares, enfermedad de Parkinson), el ácido alfalipoico es mucho más efectivo que la vitamina B_1, que, al ser sólo hidrófila, no penetra bien en los tejidos grasos. Está indicado también en personas afectadas por VIH (sida), cirrosis o la enfermedad de Alzheimer.

Protege el ADN contra los radicales libres y repara el ADN oxidado, lo que frena el envejecimiento. Es uno de los principales protectores contra la proliferación de las células cancerosas.

Sus efectos más importantes se observan, indiscutiblemente, en la diabetes, contra la que posee una acción preventiva y curativa.

El organismo lo fabrica a partir de la cisteína y está presente en las proteínas, pero también lo aporta directamente la alimentación, en especial el brécol, las espinacas, los riñones, el corazón y la carne de buey. Todas sus virtudes y sus propiedades específicas están relacionadas con la presencia del azufre en su composición.

Carnosina

La carnosina se considera el antioxidante más eficaz contra el radical hidroxilo. Su actividad es importantísima, y constituye un gran avance poderla conseguir en forma de suplemento alimentario. Los científicos la han estudiado con precisión y se sabe que sus propiedades están perfectamente «documentadas», es decir, que ha pasado las pruebas en muchas ocasiones.

La carnosina protege las proteínas, como las del ojo, contra la glicación. Entra en la composición de un colirio específico: el producto ocular que más protege hoy en día. Es muy prometedora en el campo oftalmológico, en especial para combatir las cataratas.

Ejerce la misma función «antiglicación» en el cerebro, donde lucha contra todos los síntomas relacionados con el envejecimiento. Sin abandonar el terreno mental, al parecer la carnosina aumenta de modo significativo la actividad antioxidante del superóxido dismutasa.

> **El club más exclusivo del planeta**
>
> La carnosina forma parte de uno de los clubes más exclusivos del planeta: el de las sustancias capaces de alargar la vida de los mamíferos. En el laboratorio, los animales a los que se suministran suplementos de carnosina viven un 20% más que el resto, conservando al mismo tiempo un aspecto más joven y un cerebro más activo. Los análisis biológicos (sobre todo los sanguíneos) de estos animales indican un envejecimiento más lento. El conjunto de investigaciones sobre la carnosina demuestra que esta sustancia actúa como elemento antiedad en la célula y en el cuerpo entero. Preserva los genes, las funciones e incluso las estructuras del organismo.

Carotenoides

Si bien existen como mínimo seiscientos carotenoides, sólo unos cuantos están presentes en cantidades apreciables en la sangre y en los tejidos humanos y pueden considerarse antioxidantes activos. Están muy extendidos en la naturaleza y confieren a las frutas y verduras sus tonalidades anaranjadas o rojas, a menudo encubiertas por la clorofila. Rebosan carotenoides las verduras de color verde, las zanahorias, las calabazas, la remolacha roja, los tubérculos de colores y las frutas de color amarillo o naranja. Protegen las células vegetales contra la oxidación y, por consiguiente, contra el envejecimiento. ¿Cómo lo sabemos? Porque los encontramos en forma oxidada en la sangre cuando se habían ingerido de forma intacta. Para algo habrán «servido».

A pesar de las similitudes químicas entre ellos, los carotenoides ejercen funciones distintas en el organismo. Muchos se transforman en vitamina A –es el caso del betacaroteno, el alfacaroteno y la criptoxantina–, otros, como la luteína, la zeaxantina y el licopeno, no lo hacen. Algunos, como el betacaroteno y

> **Un 120% de los genes en déficit**
>
> Sabemos que el 100% de la población francesa, por ejemplo, presenta una carencia de vitamina E, pero el déficit de carotenoides es mucho más habitual... hasta el punto de que algunos médicos galos afirman en broma que afecta a un 120% de sus conciudadanos. En el caso de tabaquismo, ya no es cuestión de déficit, sino de quiebra total...

la cantaxantina, mejoran la comunicación entre las células *(gap junction)* y por ello podrían proteger contra el cáncer, mientras que otros son básicamente atrapadores de oxígeno singulete, un «estado de excitación del oxígeno», según el profesor Helmut Sies, del Instituto de Química Fisiológica de la Universidad de Düsseldorf (Alemania). En realidad, los órganos acaparan los diferentes carotenoides según sus necesidades específicas. En el organismo, un 80% se concentra en los tejidos grasos, un 10% en el hígado y el 10% restante en las lipoproteínas (mezclas de proteínas y grasas).

Al parecer, los niveles excesivos de un carotenoide pueden reducir la concentración de otros carotenoides beneficiosos: será mejor optar, pues, por un suplemento «multicarotenoide».

Vale más un «toma» que dos «te daré»

La biodisponibilidad de los carotenoides es terriblemente variable, pues se sitúa entre el 2 y el 50%. Se entiende por biodisponibilidad la proporción de carotenoides que contiene un alimento determinado y que se pone a disposición de los tejidos que lo utilizan (órganos, músculos...) tras su ingestión. Ciertos alimentos son muy «prometedores» en este campo, pero el resultado concreto en el organismo nos lleva a la duda. Dicho de otra forma: vale más un «toma» que dos «te daré». O lo que es igual, y esto puede aplicarse a todos los antioxidantes que presentamos en este libro, no porque un alimento contenga una gran cantidad, el cuerpo sabrá recibirlo. Es algo muy importante, pues por un lado, basta con cocinar de forma correcta para aprovechar las propiedades de los alimentos, y por otro, los científicos que estudian las fórmulas de los complementos nutricionales deben trabajar también en la fórmula de «vehículo» que aportará el carotenoide (o cualquier otra sustancia). Los estudios han demostrado que, a pesar de unos aportes significativos en carotenoides, algunas personas acumulan muy pocos en la sangre.

En su asimilación influye un gran número de factores externos (estructura molecular, presencia o no de fibras y/o proteínas, cantidades consumidas, etc.) e internos (situación nutricional, concentración de flora bacteriana e intestinal, factores genéticos, etc.). Por una vez, las investigaciones demuestran que las personas de edad no sólo retienen mejor los carotenos que las jóvenes, sino que los procedentes de los complementos nutricionales pueden llegar a absorberse diez veces mejor que los de la dieta. Según Ismaël Elmadfa (Instituto de Nutrición de Vienne, Francia) y Clive E. West (Universidad de Wageningen, Países Bajos), esto se debe a que se encuentran «atascados» en los alimentos que no están disponibles. Los carotenoides son liposolubles, por consiguiente se absorben bien si van acompañados de un aceite y/o de vitamina E: es el caso del licopeno, que se ingiere mejor con productos como la sopa, la pizza o el kétchup que en una simple ensalada de tomate. Al calentar los alimentos, se facilita la liberación de estas preciadas sustancias y se ayuda el cuerpo a acogerlas. Así, el betacaroteno de las zanahorias se asimila con más facilidad cuando están hervidas que cuando se comen ralladas.

Con los carotenoides, mejor comunicación

Se podría afirmar que los carotenoides poseen más ventajas de cara a la comunicación que los operadores de telefonía móvil, ¡y con una absoluta certeza de inocuidad! Unos estudios celulares llevados a cabo por el profesor John S. Bertram, del Centro de Investigación sobre el Cáncer de la

Universidad de Hawai, demuestran que los carotenoides activan un gen que estimula la comunicación entre las células. Ahora bien, en muchos casos de cáncer, esta relación es deficiente; en cuanto se repara, se frena la proliferación de las células cancerosas.

¿Cómo funciona?

Las células se unen entre sí por medio de unos pequeños canales, llamados *gap junction* o unión en hendidura, que son exactamente como unos puentes diminutos. Este nudo de «autopistas» les permite intercambiar permanentemente señales y elementos nutrientes (aminoácidos, azúcar...) necesarios para su funcionamiento. También intercambian iones y otros mensajeros que intervienen en muchos genes. Gracias a estos intercambios (se habla de «comunicación intercelular»), se controla la proliferación de células enfermas. En cuanto se rompe el vínculo, las células se encuentran de nuevo aisladas y escapan al control de sus vecinas. El resultado puede traducirse en una serie de disfunciones y en el desarrollo de enfermedades, en especial, el cáncer. Se sabe que las células cancerosas se comunican poco. En realidad, en cuanto las células portadoras del tumor se ponen en contacto con las células sanas y se establecen uniones en hendidura entre ambos tipos de células, el crecimiento de las enfermas se detiene. Por el contrario, en ausencia de estos pequeños puentes, las células tumorales se dividen e invaden a las sanas.

Los carotenoides estimulan la comunicación entre las células, pero esto no se debe a su actividad antioxidante ni a su función como provitamina A, sino a su capacidad de activar un gen que, por su parte, estimula la comunicación.

El betacaroteno

Es la estrella, el más conocido, si bien no el más activo. El betacaroteno se compone de dos moléculas de vitamina A. En el organismo, esta molécula se divide en dos para proporcionar vitamina A según demanda, de ahí su función de «precursor». Si no se plantea la necesidad, el betacaroteno permanece entero y nos proporciona una notable actividad antioxidante: ¡una sola molécula de betacaroteno es capaz de atrapar mil moléculas de oxígeno singulete! El betacaroteno protege nuestra piel contra los estragos de los rayos solares.

Fuentes natruales de betacaroteno (µg/100 g)	
Zanahoria	12.000
Espinacas	9.420
Perejil	8.320
Boniato	7.700
Melón	3.420
Albaricoque	2.790
Melocotón amarillo	880
Maíz	400

El betacaroteno protege las grasas profundas contra la oxidación (en oposición a las grasas circulantes, o «grasas de superficie», protegidas por la vitamina E).

La provitamina A y la vitamina E actúan conjuntamente en el control de los niveles de colesterol y frenan la progresión de las enfermedades cardiovasculares. ¡Las zanahorias nos aseguran unas arterias estupendas!

El betacaroteno contribuye en el mantenimiento de la comunicación entre las células, algo importante para llevar a cabo un trabajo «coherente», a fin de evitar la proliferación de células anárquicas, como las del cáncer.

> **Nota**
>
> El betacaroteno no presenta peligro alguno, ni siquiera en dosis altas... Determinados científicos aprovechan estudios contradictorios para advertir contra los suplementos de betacaroteno. Éste podría «alimentar» ciertos tipos de cáncer. En realidad, parece que estos estudios negativos respecto al betacaroteno se han llevado a cabo de forma errónea o se han interpretado mal. Sea como sea, es preferible tomar unos cuantos carotenoides en lugar de uno solo en altas dosis.

¡Atención!

No hay que confundir la vitamina A (de origen animal) con la provitamina A (de origen vegetal). Si bien esta última no posee toxicidad alguna, será mejor evitar los suplementos «salvajes» de la primera, que se combinan con rapidez con la vitamina A de los alimentos y pueden llevar a la hipervitaminosis. Se acumula en el hígado y puede desencadenar una astenia, problemas digestivos e incluso, en alguna ocasión, una cirrosis.

Luteína y zeaxantina

La luteína y la zeaxantina son carotenoides que no se transforman en vitamina A.

Estos dos carotenoides se reparten de forma determinada en el cuerpo: los tejidos oculares son los que presentan un contenido mayor, y les siguen los de las glándulas suprarrenales, los del tejido adiposo (grasa), los del páncreas, los del riñón y los del pecho. En cambio, en otras partes escasean (corazón, pulmones, tiroides, testículos, ovarios, piel, etc.).

La luteína se encuentra en el maíz, la caléndula, las judías verdes, las espinacas, la col y la lechuga. Está presente también en algunas frutas, como la naranja, el melocotón y el mango. La zeaxantina procede casi exclusivamente del maíz. Se encuentra también en la yema de los huevos de gallinas alimentadas sólo con vegetales.

Estos dos antioxidantes tienen una importancia capital para los ojos. Sirven de filtro para la mácula (una parte de la retina) y la protegen contra la peligrosa «luz azul». Refuerzan más específicamente los pequeños vasos que nutren la mácula y sirven de protección contra la radiación ultravioleta. Atrapan asimismo las moléculas de oxígeno singulete, que «queman» nuestros ojos al igual que hacen con nuestra piel (insolación).

Ambos luchan contra la degeneración macular de la retina, principal causa de ceguera. Probablemente actúan en sinergia con otros antioxidantes. Dado que en la actualidad no existe ningún otro tratamiento, esta vía de protección adquiere mucha más importancia.

Licopeno

El licopeno es el carotenoide más presente en el ser humano. Es asimismo el antioxidante que mejor neutraliza el temible oxígeno singulete. Se trata del pigmento natural del tomate, hortaliza a la que protege de la fotooxidación en su maduración. Se dice que su actividad antioxidante es un 70% mayor que la del betacaroteno. En el organismo, se concentra en los testículos, la próstata, las glándulas suprarrenales y la piel.

El licopeno fue descubierto de manera casual por científicos estadounidenses, que se habían fijado en que la comunidad italiana, que tomaba mucha salsa de tomate, sufría menos casos de cánceres de próstata que la población media de Estados Unidos. A partir de entonces, distintos estudios (en uno de los cuales intervinieron 48.000 voluntarios, con un seguimiento durante siete años) han confirmado que el licopeno posee virtudes anticancerígenas y, en especial, contra el cáncer de próstata. Así pues, es un antioxidante muy indicado para los hombres. De todas formas, nuevos estudios han demostrado que protege también contra el cáncer de páncreas y el de útero. En efecto, algunos investigadores han establecido una correlación entre las carencias de licopeno y los cánceres de páncreas y útero. Además, el licopeno evita la oxidación del colesterol, lo que le impide convertirse en nocivo. En resumen: cuanto más licopeno se consume, mejor para el organismo.

El licopeno confiere a la fruta su color rojo y se altera con la cocción, la congelación o la conserva. Al contrario, el calor lo libera de las fibras. El tomate, la sandía, la guayaba, el pomelo rosa y el albaricoque son nuestros principales proveedores alimentarios de esta sustancia.

Coenzima Q10 (ubiquinona)

Aunque se haya popularizado con este curioso nombre, la coenzima Q10 es... una vitamina. Tal vez dentro de unos años la llamen por su verdadero nombre: vitamina Q3. En esta categoría posee una propiedad única en su género, pues es capaz de ceder uno de sus electrones para estabilizar un radical libre.

Este elemento, presente en el organismo de forma natural, forma una auténtica barrera contra las enfermedades cardíacas. Es también un antioxidante excepcional –se dice que resulta diez veces más eficaz que la vitamina E– que frena la oxidación celular y permite que el oxígeno regenere mejor las células.

A raíz de esta constatación, obtenida a través de experiencias diversas, los científicos han dado otro paso al demostrar que la enzima Q10 es también una mina para los deportistas, ya que mejora la oxigenación celular. En realidad, el entrenamiento aumenta incluso el contenido de coenzima Q10 en los tejidos orgánicos. ¿Qué ocurre, pues? La fatiga es menor y aparece más tarde, sobre todo en caso de esfuerzos prolongados. Sea como fuere, nos encontramos, sin ningún género de dudas, ante la élite de los antioxidantes. Hablaremos de nuevo de este «héroe» en la última parte del libro, en «Lo que pueden hacer por nosotros los antioxidantes», como excepcional vigía del cuerpo, de las funciones cardíacas y cerebrales, al que hay que recurrir siempre, sobre todo en caso de problemas graves. Pero hay que tenerlo en cuenta también en muchos otros casos:

- Insuficiencia respiratoria.
- Miopatía (enfermedad de los músculos).
- Choques sépticos (urgencia absoluta).
- Fatiga crónica.
- Embarazo.
- Determinados problemas bucales (descarnadura dental, por ejemplo).
- Freno del envejecimiento.
- Prevención de enfermedades.
- Actividad deportiva intensa.
- Exceso de peso. Cuando una persona está obesa, presenta un exceso de masa grasa y ésta se comporta como una auténtica esponja ante los antioxidantes liposolubles. Se atiborra de coenzima Q10, de vitamina E, etc., y éstas ya no están disponibles para proteger el resto del organismo. ¡Es una situación grave!

La coenzima Q10 se concentra en el corazón, los músculos, el hígado, los riñones y el páncreas. Se ha calculado incluso que, en un caso ideal, se encuentra una molécula de coenzima Q10 por cada diez moléculas de lipoproteínas circulantes (grasas en sangre).

Las indicaciones ineludibles de la coenzima Q10

- Enfermedad cardiovascular.
- Afecciones neuropsiquiátricas.

Por razones culturales y de educación, cada vez se dispone de menos fuentes alimentarias de coenzima Q10. Las sardinas, la carne de buey (sobre todo el corazón), las espinacas y los cacahuetes... y poco más. Absorbemos entre 5 y 10 mg al día, mientras que nuestras necesidades cotidianas se sitúan en torno a los 100 mg.

Cúrcuma

Esta especia india *(Curcuma longa)* rebosa curcumina. Se trata de un principio activo muy original, un antioxidante de gran poder que se transforma en un temible antibacteriano en cuanto la especia se expone al sol. Neutraliza en especial el monóxido de nitrógeno, pero se ocupa también de otras sustancias tóxicas, como algunas enzimas.

La cúrcuma es asimismo un potente antiinflamatorio: así pues, se recomienda a las personas que padecen reumatismo y dolencias óseas. En efecto, impide que los discos intervertebrales secreten sustancias que desencadenan la inflamación y bloquea distintas reacciones del organismo que mantienen los dolores inflamatorios. Sin dejar el terreno óseo, frena la destrucción del esqueleto al detener la actividad de los osteoplastos (las células que destruyen de forma natural el hueso, mientras los osteoblastos lo reconstruyen para convertirlo en «nuevo»), al tiempo que limita la desmineralización. Y además...

- Participa en el control de los niveles de colesterol;
- protege, al parecer, contra determinados cánceres;
- fluidifica la sangre, con lo que evita los coágulos y, por consiguiente, el riesgo de infarto;
- posee cierta actividad antialérgica (asma, eccema...);
- protege el hígado y el estómago.

Cisteína (NAC)

La cisteína participa en la fabricación del glutatión (ver entrada). Protege contra los nitratos, atrapa el cianuro y atenúa el efecto tóxico del alcohol. Como suplemento, esta sustancia sólo se toma bajo una forma estable denominada NAC (N-acetil cisteína).

Flavonoides/polifenoles

De unos años a esta parte se ha producido un aumento en la investigación de los polifenoles. Estamos hablando de los antioxidantes que más abundan en nuestras dietas. Consumimos todos los días alrededor de 1 g de polifenoles. Provienen exclusivamente de los alimentos de origen vegetal: sus principales fuentes se encuentran en las frutas y verduras, en determinadas bebidas (vino, té, café, zumo de fruta), los cereales y las legumbres. La naturaleza y las propiedades de los polifenoles varían mucho entre un alimento y otro. La inmensa familia de los polifenoles comprende millares de moléculas, que pueden clasificarse en tres grandes grupos: los ácidos fenólicos, los ácidos hidroxicinámicos y los flavonoides. Encontramos estas sustancias en el «envoltorio» de todas las plantas, y en especial en el de los frutos (de ahí su alto contenido en el zumo de uva y en el vino tinto), las legumbres y los cereales y granos. Además de su acción antioxidante, los polifenoles poseen efectos protectores contra las enfermedades vasculares (efectos hipocolesterolemiantes y antioxidantes) y la osteoporosis (efectos de los fitoestrógenos del tipo isoflavonas y lignanos sobre la densidad mineral ósea).

«Flavonoides» específicos

Desencadenan pasiones entre quienes van a la caza de sustancias antienvejecimiento y han pasado ahora a la categoría de «nuevos antioxidantes». En realidad es algo que no tiene nada de nuevo, puesto que la ciencia viene interesándose por ellos desde el descubrimiento de la vitamina C... ¡en 1932! En efecto, los síntomas hemorrágicos del escorbuto, relacionados con la fragilidad de los vasos sanguíneos, se curaban con extractos de pimentón o de zumo de limón. Está enfermedad infectaba sobre todo a los marineros, puesto que los pescados y mariscos no contienen vitamina C ni flavonoides. El tratamiento centrado sólo en la vitamina C resultaba poco eficaz para combatir dicha enfermedad. Los investigadores descubrieron entonces que quienes salvaban realmente a los aventureros que surcaban los mares eran unas sustancias a las que llamaron «vitamina P». Los efectos biológicos de los flavonoides, ya que se trata de ellos, no se limitan, pues, a una acción antioxidante. Son antiespasmódicos, antiinflamatorios, anticancerígenos, antivíricos, antialérgicos, protectores del hígado... Es difícil valorar con exactitud sus propiedades, pues son ilimitadas, al contrario que las de un medicamento que actúa sobre un objetivo muy preciso. Lo cierto es que son los principales responsables de las virtudes de las frutas y verduras, alimentos que no cesan de repetirnos que consumamos hasta la saciedad.

¡Circulen!

Algunas plantas medicinales se usan desde hace siglos por sus propiedades, denominadas «vitamínicas P». Podrían llamarse propiedades «flavonoidales». Mediante este término, los fitoterapeutas indican que reparan, refuerzan, flexibilizan y consolidan los vasos capilares (arterias, venas, sistema linfático) al tiempo que disminuyen su permeabilidad. Sabemos también que los flavonoides son diuréticos, algo importante para la mayoría de las mujeres que se quejan de retención de líquidos (celulitis, hinchazón, etc.).

Estas plantas forman parte de los «50 principales» fitomedicamentos más consumidos, en especial por las mujeres y las personas mayores. A menudo, las mujeres sufren problemas circulatorios que pueden adoptar formas distintas, entre ellas la enfermedad de Raynaud (extremidades frías, pues no están alimentadas por el flujo sanguíneo), determinadas dolencias de la menopausia y, por supuesto, la pesadez de piernas. En ambos sexos pueden darse flebitis y hemorroides, debidas también a problemas de circulación sanguínea. Desde hace tiempo, muchas personas mayores toman extracto de ginkgo *(Ginkgo biloba)* para mejorar la circulación sanguínea de los microcapilares del cerebro. Muy importante, pues, para conservar una buena memoria, unas funciones mentales óptimas e incluso como protección contra los accidentes vasculares cerebrales.

Además del ginkgo, las plantas conocidas por su acción en la circulación sanguínea son: el hamamelis, el ciprés, el nogal, el brusco, el castaño de Indias, al alforfón, el abedul, la cola de caballo, el hipérico o corazoncillo, el muérdago, el carraspique, la retama, el crisantemo, la centinodia, el guindo garrafal, el maíz, la ortiga muerta, la vara de oro, el chopo, la vellosilla y el humagón *(Erigeron canadensis)*.

El doble efecto antiedad

Lo que sitúa a los flavonoides en el primer puesto son sus excepcionales virtudes para frenar el envejecimiento. Al igual que las fibras, poseen efectos diferenciados según sean solubles o insolubles (aceleración del tránsito, unas, y mejora de la glicemia y del índice de colesterol, otras), es decir, los flavonoides nos protegen de distintas formas. Algunos defienden ante todo nuestros vasos, otros han demostrado sus extraordinarias cualidades antioxidantes.

Existen dos tipos de flavonoides

- Los insolubles, denominados también taninos: los encontramos en el té y en el vino tinto. Ante todo atrapan el hierro y, de esta forma, protegen contra los cánceres de colon y de recto.
- Los solubles, absorbidos por el cuerpo, son moléculas minúsculas. Sus propiedades antioxidantes llegan a ser más marcadas que las de los antioxidantes clásicos, que pueden convertirse en oxidantes en presencia del hierro o del cobre. Los flavonoides, por su parte, jamás se convierten en nocivos, ni siquiera en presencia del hierro. No es el caso de la inmensa mayoría de antioxidantes.

Además...

- Los flavonoides reducen la absorción del hierro, que contribuye en la oxidación, aunque no sea un radical libre como tal.
- Protegen las grasas contra la oxidación, oponiéndose de esta manera a la formación de la célebre placa de ateroma, responsable a largo plazo de las obstrucciones arteriales (infarto, accidente vascular cerebral).
- Inhiben la actividad de una enzima que contribuye a la aparición de las cataratas.
- Disminuyen el índice de colesterol.
- Combaten la alteración de las fibras de colágeno de la piel y con ello frenan su envejecimiento.

¿Cómo llenar el depósito de flavonoides?

Muy sencillo: comiendo y bebiendo, ¡pero no cualquier cosa! Dadas sus funciones, los flavonoides se encuentran en el «envoltorio» de todos los vegetales, en especial en el de las frutas (de ahí el consejo de tomar zumo de uva y vino tinto), las verduras, los cereales y granos, como protección contra la podredumbre. Ya sean medicinales o alimentarias, las plantas acumulan flavonoides de todo tipo, y son distintos según se encuentren en el tallo, la hoja, el fruto, etc. Algunas poseen tal cantidad de flavonoides que se convierten en indispensables.

Entre las fuentes alimentarias más útiles en este sentido cabe citar los cítricos (limón, naranja, pomelo...), las frutas del bosque (bayas) y el vino tinto. En este último, los flavonoides son sin duda los felices responsables del efecto protector denominado *french paradox* («paradoja francesa», es decir, el consumo mesurado y regular de vino tinto no sólo no es perjudicial, sino que reduce el riesgo de padecer enfermedades cardiovasculares, colesterol, ataques cardiacos, etc.).

> **Flavonoides en el menú**
>
> Cuanta más cantidad tomemos, mejor. Es algo que no tiene misterio.
>
> - Hay que consumir más frutas y verduras, en especial uva, cerezas, arándanos, cebolla, brécol, té verde o negro (sin leche) y vino tinto. En cuanto tropecemos con frutas y verduras de vivos colores, sabremos que ésta es nuestra ocasión para repostar.
> - A fin de aprovechar los flavonoides del té verde y del negro, no hay que añadir leche a la infusión. A pesar de su tradicional *tea time*, los ingleses, teinómanos donde los haya, no obtienen beneficio alguno del té porque le añaden leche. Ésta se vincula a los flavonoides e impide que el organismo los absorba. Adiós protección anticaries, anticáncer y contra las enfermedades cardíacas... El té verde, por otra parte, es diez veces más rico en catequinas (flavonoides) que el té negro.
> - Los amantes del vino tinto tendrán en cuenta que pueden consumir dos vasos al mediodía, pero no por la noche, pues de otra forma se acelera el metabolismo y también la producción de radicales libres.
> - Los vegetales ecológicos disfrutan de quórum.

¡Lo ecológico nos incumbe!

Un estudio científico publicado en el *Journal of Agricultural and Food Chemistry* explicaba que los vegetales ecológicos contienen más flavonoides que los cultivados a golpe de fertilizantes y plaguicidas. Danny Asami, científico de la Universidad de California, analizó y comparó el contenido en flavonoides de fresas y mazorcas de maíz cultivadas tanto con métodos ecológicos como de agricultura convencional. Los resultados demostraron que el maíz ecológico contenía un 59% más de flavonoides que el maíz «clásico», y que las fresas ecológicas presentaban un índice de flavonoides superior al 19%. Razón de más para optar por este tipo de cultivo. Es algo lógico, pues los flavonoides están destinados a proteger la planta: si los pesticidas trabajan en su lugar, no están tan presentes en ella.

De la miel y las flores

Metidos ya en el tema, optaremos también por los productos de la colmena. Si bien es cierto que los flavonoides se encuentran en general en el mundo vegetal, tampoco son tan ajenos al mundo animal. En el propóleo, o própolis, de las abejas encontramos crisina, quercetina y galangina. Estos venerables insectos lo fabrican a partir de las secreciones de las yemas de una serie de árboles, como el abedul, el aliso, la picea, el abeto, el sauce, el olmo, etc. Con sus enzimas salivales, las abejas modifican estas secreciones y ponen en funcionamiento, instintivamente, las propiedades fungicidas y antibacterianas de los polifenoles para esterilizar la colmena y obstruir sus aberturas. Ya las civilizaciones egipcia, romana, griega e inca aprovechaban la actividad cicatrizante y antiinfecciosa del propóleo.

Vida de verdura

Hasta hoy se han identificado en la naturaleza más de 4.000 tipos de flavonoides. Comprenden los antocianosidas (cuyo color oscila del azul al violeta), los flavonoles, la chalcona, la aurona (amarillo) y los taninos. El flavonoide responsable del principal pigmento rojo violáceo se llama antocianina y da color a las fresas, las berenjenas, las frutas del bosque (como los arándanos o las frambuesas), las cerezas y la uva negra (y, por tanto,... ¡al vino tinto!). La anto-

→

cianina se localiza más bien en las partes exteriores de las frutas, las flores y las hojas. Las chalconas, de tono beis amarillento, se encuentran en general en los pétalos de las flores. Se trata de unos pigmentos naturales de la misma categoría que las clorofilas (color verde) y los carotenoides (tonos amarillentos y anaranjados).

Sabores y colores

La gran especialidad de los flavonoides es el color. ¿Por qué un detalle decorativo puede ser beneficioso para nuestra salud? Es muy sencillo, en la naturaleza el color no es simplemente un detalle decorativo, es una estrategia de supervivencia. Así, gracias a los flavonoides, las plantas (principalmente las flores) atraen a los insectos y pájaros polinizadores, asegurando por este método una etapa fundamental para su reproducción. No sólo el color atrae a las «presas», también la adaptación de formas parecidas a las parejas habituales de algunos pájaros o insectos es decisiva. Cuando nos quedamos extasiados por los increíbles arabescos que adornan los pétalos, de hecho nos quedamos pasmados ante los flavonoides. Una vez se ha concluido la polinización, algunas plantas modifican la composición de los flavonoides, cambiando el color para evitar un segundo «encuentro» que podría resultar nefasto. Por tanto, en el mundo de las plantas, los «detalles decorativos» se utilizan como sistemas de comunicación, de engaño y… de protección. Los flavonoides también protegen a las plantas de los rayos solares, asegurando de esta manera su supervivencia.

Las grandes familias de flavonoides, según J.-F. Bach		
Flavonoides	**Elementos activos**	**Fuentes**
Flavonoles	Catequinas	Corteza de pino, pepitas de uva, té verde
Flavones	Kenferol, quercitina	Ginkgo, piel de uva, manzana, silimarina, té verde
Flavanonas	Espericina y naringina	Piel de cítricos (limón, pomelo, naranja)
Isoflavonas	Genisteína, daidzeína	Haba de soja
OPC (Proantocianidoles)	Oligómeros de catequinas	Corteza de pino, pepitas de uva, hojas de arándanos, de abedul y de ginkgo

Los ginkgólidos

Son substancias únicas que se encuentran tan sólo en un árbol, el ginkgo *(Ginkgo biloba)*. Los ginkgólidos mejoran la circulación sanguínea, en especial la cerebral y, sobre todo, la de la región correspondiente a la memoria. Están respaldados por otros compuestos, con alto contenido en antioxidantes, que protegen al cerebro contra los ataques de los radicales.

Se prescribe cada día más en caso de enfermedad de Alzheimer y a las personas mayores en general. El ginkgo alimentario no existe, siempre hay que recurrir a los suplementos.

Las isoflavonas

Conocidas sobre todo por aliviar las alteraciones de la menopausia gracias a sus propiedades fitoestrogénicas, las isoflavonas son unos antioxidantes que merecen toda nuestra confian-

> **Viejo como un ginkgo**
>
> Este árbol venerable es viejo como el mundo... Sea como sea, forma parte de las especies más antiguas de la Tierra, lo cual no debe sorprender cuando se conoce su resistencia. ¡Hace 200 millones de años que lucha contra los climas extremos, los contaminantes emitidos por el ser humano e incluso la explosión nuclear! De pronto, este bello árbol es sin duda uno de los más estudiados por la comunidad científica y, además,... ningún médico niega sus propiedades.

za. Esta doble función las sitúa entre las sustancias más útiles contra los cánceres de mama, de útero y de próstata. Las isoflavonas defienden también el aparato cardiovascular y combaten las enfermedades degenerativas. Como todos los flavonoides, atrapan los metales pesados. Por lo tanto, sus beneficios no se limitan a las mujeres.

Los OPC (proantocianidinas)

Las proantocianidinas (llamadas OPC, «oligómeros procianidólicos», o PCO, «procianidinas oligoméricas»), de las que se conocen más de 2.000 moléculas diferentes, confieren a las plantas, las frutas y las verduras su gran variedad de colores. Ya se trate del picnogenol (OPC extraído del pino rodeno) o de los proantocianos (procedentes de la uva), todos han demostrado enormes poderes antioxidantes, cincuenta veces superiores a los de otros antioxidantes, como los de la vitamina E. Por otra parte, los OPC protegen el tejido nervioso y por ello se recomiendan en caso de enfermedad de Alzheimer.

Se trataría también de una de las principales explicaciones en cuanto a la «paradoja francesa»: la inusitada salud cardíaca de los franceses a pesar de que consumen muchos alimentos grasos... y vino tinto.

El picnogenol

Ver OPC.

La quercetina

La quercetina combate a la oxidación de los lípidos y, por ello, protege las arterias contra el colesterol LDL (malo), oxidado. También impide la formación de coágulos sanguíneos, que pueden taponar las arterias y provocar infartos o accidentes vasculares cerebrales. Por otra parte, inhibe la liberación de histamina, sustancia que provoca manifestaciones alérgicas. Tengámosla presente en casos de problemas nerviosos, eccema, asma... Por fin, es uno de los agentes anticancerígenos más contundentes que se haya descubierto nunca.

Ingeridos por las personas, algunos de estos polifenoles se absorben a través de la barrera intestinal y alcanzan los tejidos clave, en los que pueden ejercer sus efectos protectores. Así, una comida rica en cebolla se traduce en un aumento del contenido plasmático en quercetina, el principal polifenol de la cebolla. Dicho aumento del contenido en quercetina, en la rata, se traduce en una disminución del riesgo de sufrir osteoporosis.

El resveratrol

Algunos vegetales (entre ellos la uva) producen resveratrol. Un compuesto que protege el fruto contra las agresiones externas y constituye la clave de la célebre «paradoja francesa». En las personas, esta sustancia tiene un gran poder antioxidante y evita la aglomeración de las plaquetas sanguíneas (previniendo así el riesgo del taponamiento de las arterias).

Según la OMS, el resveratrol reduce en un 40% el riesgo de enfermedad cardiovascular. Existen también importantes estudios que demuestran que esta sustancia disminuye de forma espectacular (98%) el número de tumores cancerígenos, aunque los estudios se han centrado únicamente en ratones y se han extrapolado al ser humano. No obstante, parece que se va a hablar mucho del resveratrol en el futuro, sobre todo por su acción contra el cáncer en todos los estadios de la enfermedad.

In vino, resveratrol

Se ha hecho apología del vino tinto dando a entender que era el único que entraba en la categoría de los «antioxidantes». En realidad, se están realizando estudios sobre algunos vinos blancos dulces, que, al parecer, presentan también propiedades antioxidantes, incluso tal vez más que el tinto. Existe un compuesto específico, denominado piridoxal 5-fosfato, que escondería sus virtudes en el fondo de los vasos del aperitivo... Los científicos recorren las viñas para constatar que éstas fabrican las cantidades adecuadas de botritis (o podredumbre gris, un moho llamado *Botrytis cinerea*), que las defiende contra los depredadores... y a nosotros contra el cáncer.

Es de sobras conocido que el vino es uno de nuestros alimentos más ricos en resveratrol, y ya que no se trata de preconizar un consumo incontrolado de alcohol, tendremos en cuenta que podemos aumentar sus aportaciones protectoras sin lanzarnos a beber a lo loco. También existen productos extraídos del vino o de raíces que permiten aprovechar sus ventajas sin tener que aguantar los inconvenientes.

La rutina

Extraída de un arbusto africano, del género *Dimorphandra*, sólo encontramos rutina en cantidades interesantes en forma de complementos nutricionales. Este antioxidante fomenta la circulación de la sangre en las extremidades inferiores. Puede recurrirse a él en caso de pesadez de piernas.

> **¡Vivan los flavonoides!**
>
> En resumen, los flavonoides:
>
> - Son poderosos antioxidantes;
> - bloquean el hierro, sustancia susceptible de convertirse en peligroso oxidante;
> - impiden la formación de los coágulos sanguíneos y, por consiguiente, el taponamiento de las arterias (los flavonoides, los ácidos grasos omega 3 y los antioxidantes «clásicos» colaboran en esta misión);
> - son antiinflamatorios.

La FPP

La papaya fermentada o FPP (*Fermented Papaya Preparation*, «preparado de papaya fermentada»), famosa desde que la utilizara el papa Juan Pablo II, ha sido objeto de un gran número de estudios clínicos.

Todo parte de una idea muy simple: unas papayas cultivadas según los métodos ecológicos, que se dejan fermentar luego lentamente, sin aditivos ni ayudas exteriores de ningún tipo, en una planta japonesa hipersofisticada... ¿El resultado? La FPP, conocida desde 1969 por sus extraordinarias propiedades antioxidantes y por su gran capacidad de estimular la inmunidad. El propio profesor Luc Montagnier (codescubridor del virus del sida), alaba sus virtudes antirradicales, como mínimo veinte veces superiores a las de la vitamina E. Hay que añadir además que la FPP ejerce la misma función antiinflamatoria y de fijación (atrapadora) de metales pesados, que son un verdadero veneno para el organismo.

En realidad, lo que apasiona a los investigadores no es el fruto exótico, sino la papaína que contiene. Se trata de un conjunto de proteínas capaces de descomponer otras proteínas en moléculas simples: la papaína detecta y divide los «complejos inmunes» (bloques constituidos por antigenes y anticuerpos), a fin de facilitar su renovación. Teniendo en cuenta que el sistema inmunitario nos protege contra las enfermedades y los radicales libres, es fácil comprender el gran entusiasmo que despierta la FPP. Por otra parte, fomenta la producción de SOD (ver entrada), lo que permite bloquear desde el principio la proliferación de los radicales libres.

En conclusión, la FPP no presenta toxicidad ni efectos secundarios. Puede, pues, recomendarse en el marco de la mayoría de enfermedades en las que se unen la oxidación y el déficit inmunitario. Así, algunas publicaciones han hablado de su utilidad en cardiología, neurología, gastroenterología, hepatología, hematología, reumatología, neumología e incluso en casos de cáncer y de sida. En Japón es un producto tan popular que muchas personas toman una dosis todas las noches como prevención...

Glutatión

El glutatión es nuestro principal antioxidante. Sin él, no podríamos subsistir, y los especialistas en antioxidantes coinciden en afirmar que hay que mantener unos niveles máximos en el organismo. Su poder «mágico» proviene de una capacidad única y extraordinaria: además de ocuparse de los radicales libres, recicla los otros antioxidantes, como la vitamina E o C. Él es el verdadero antioxidante, puesto que, sin su presencia, las citadas vitaminas no podrían llevar a cabo su misión.

El glutatión es una proteína que fabrican todas nuestras células a partir de determinados aminoácidos: el ácido glutámico, la cisteína y la glicina. Necesita también selenio y distintas vitaminas B, en resumen: es una auténtica diva que exige material de primera.

Es también un extraordinario destoxificante celular y, además, tiene otras funciones:

- Estimula la inmunidad celular de forma general;
- regenera las vitaminas C y E oxidadas;

- proporciona el cobre necesario para la actividad de la SOD (ver entrada);
- reacciona con el radical hidroxilo y le impide infligir sus terribles lesiones al ADN y el ARN (en pocas palabras, nos protege contra el cáncer, preserva nuestros genes –algo que tiene una importancia vital– y, en este mismo terreno, protege a las células contra los efectos secundarios de la radioterapia y la quimioterapia).

El glutatión: un indicador implacable

Para determinados científicos, el glutatión es un buen «indicador del estado de salud», es decir, que su carencia aumenta el riesgo de enfermedad. El índice de glutatión baja sistemáticamente en los casos siguientes:

- Enfermedad de Alzheimer o de Parkinson;
- sida;
- enfermedad del hígado;
- cataratas, degeneración macular;
- ateroesclerosis;
- diabetes;
- tabaquismo.

En cambio, las personas centenarias o las mayores que gozan de buena salud poseen índices de GSH (glutatión reducido) superiores a la media.

Cuando el glutatión ha hecho su trabajo, ha «ingerido» oxidantes y se encuentra a su vez oxidado. Pasa entonces a la «limpieza»: se trata de la glutatión reductasa que lo sitúa de nuevo en nuestro circuito de protección, ayudado por determinados antioxidantes, entre los cuales pueden citarse los antocianos.

> **¿Cómo aumentar el índice de glutatión?**
>
> Si se toma un suplemento de 500 mg de vitamina C al día, el nivel de glutatión aumenta un 50%.
> No obstante, en caso de problemas como cataratas, enfermedad hepática o cáncer será mejor un suplemento directo de glutatión, asociado a los demás antioxidantes.
> Hay que tener en cuenta que no todos los suplementos alimentarios del glutatión se asimilan de la misma forma.

GPX o glutatión peroxidasa

En caso de aflujo de radicales libres, el cuerpo aumenta su producción interna de antioxidantes con el fin de eliminar mejor a los atacantes. Fabrica sobre todo grandes cantidades de SOD (ver entrada) y GPX (glutatión peroxidasa), con mayor facilidad cuando es joven, aunque con el paso del tiempo, precisamente cuando más falta le haría, la cuestión ya no es tan sencilla. Estas dos enzimas antioxidantes trabajan en colaboración para mantener nuestra protección antioxidante interna con una eficacia máxima. El GPX degrada ante todo el radical peróxido de hidrógeno y convierte en inofensivas las grasas oxidadas.

> **Las enzimas del glutatión**
>
> El glutatión posee distintas enzimas:
>
> - La glutatión peroxidasa (GPX). Se encarga de los radicales libres hidroperóxidos.
> - La glutatión reductasa (GRD). Recupera el glutatión oxidado y debilitado y lo convierte en glutatión normal, llamado «reducido».
> - La glutatión transferasa (GST). Neutraliza los epóxidos y los endoperóxidos.

Si quieres llegar a centenario, toma tu ración de LEM

LEM, es decir, *Life Extension Mix*. No se trata de una banda de rock, sino de la formulación antioxidante más completa que se ha elaborado hasta hoy. Después de su primera versión, en 1983, el producto se ha formulado de nuevo catorce veces, teniendo en cuenta los avances de la investigación. Además de todos los elementos nutrientes «clásicos» (65 vitaminas, minerales, aminoácidos y fitonutrientes distintos), encontramos en esta preparación sustancias muy «avanzadas», como el ácido elágico, el D-glutarato, la apigenina, la luteolina...

¿La otra cara de la medalla? El LEM, «la mezcla para alargar la vida», es caro y tiene sus inconvenientes. Hay que repartir catorce cápsulas entre las tres comidas principales, y las 490 cápsulas de un envase valen unos 178 euros. Si hay que tomarlo de por vida...

Inhibidores de proteasa

La soja es el alimento más rico en ellos. Encontramos inhibidores de proteasa en todas las leguminosas: permiten que el vegetal conserve sus reservas de proteínas hasta la germinación. En nuestro organismo, estos compuestos inhiben determinadas enzimas. Por ello se han considerado durante mucho tiempo nocivos, pero todo cambió desde el momento en que se estableció el listado de sus virtudes: regularización de la glicemia, prevención del cáncer, acción antioxidante, alivio de las inflamaciones...

Magnesio

¡El indispensable magnesio! Si bien es cierto que no se trata en realidad de un antioxidante, su deficiencia provoca una carencia de ellos. El matiz es sutil, pero el resultado está ahí: para disponer de unas defensas antioxidantes eficaces, hay que tener un buen nivel de magnesio. Existen muchas posibilidades de que nuestro organismo presente carencia de este mineral, como le ocurre prácticamente a toda la población. Por desgracia, pueden pasar años sin que nos demos cuenta de ello. Pero si tenemos:

- Calambres;
- colitis (inflamación del colon);
- estreñimiento o diarrea;
- palpitaciones;
- hormigueos;
- hiperreactividad,
- o tendencia clara a no soportar el ruido,

... no existe duda alguna.

Melatonina

El radical libre más agresivo es el radical hidroxilo, y el antioxidante que ha demostrado ejercer una mayor protección frente a él parece ser la melatonina. Desde luego, el glutatión, la vitamina C y la vitamina E son eficaces, pero por lo visto la melatonina bate todos los récords. Se dice que es dos veces más útil en este sentido que la vitamina E y cinco más que el glutatión. De todas formas, ¡atención! Se trata de una hormona y, como tal, su suplementación debe someterse a un control sanguíneo estricto. No sirve de nada tomarla como suplemento si nuestro nivel no presenta carencia. Por otra parte, en muchos países, por ejemplo, no es fácil procurársela, por tanto no vamos a extendernos en el tema.

PABA (ácido paraaminobenzoico)

Cofactor natural de las vitaminas B, es el más sobresaliente de los antioxidantes, puesto que neutraliza el oxígeno singulete. Este radical libre, tan temible, es el responsable de las insolaciones y los cánceres cutáneos. El PABA combate, de hecho, la caramelización de las proteínas, protegiendo así nuestra piel.

A partir de una determinada dosis (entre 0,5 y 3 g al día), flexibiliza nuestras articulaciones, mejora la fluidez de los envoltorios celulares y nos defiende contra la contaminación atmosférica (ozono, humo de cigarrillos, etc.). El PABA es también antiinflamatorio y, ¡agárrense!, restaura, en un 20% de los casos, el color original de los cabellos que han encanecido. Se tienen que tomar siempre suplementos de PABA durante las comidas, sin superar la dosis de 3 g al día. Sin embargo, hay que evitar tomarlos junto con medicamentos azufrados, puesto que los inactiva.

Selenio

Sería lógico oír hablar cada vez más de este mineral mágico, bautizado con el nombre de Selene, la Luna en la mitología griega. Está presente en determinados terrenos, principalmente aquellos cuyos sedimentos provienen de erupciones volcánicas. Cuando estas rocas son ácidas, ricas en hierro y/o aluminio, las plantas no consiguen extraer el selenio terrestre.

El reparto del selenio es, pues, muy desigual según las regiones del mundo. Algunas son mil veces más ricas en este mineral que otras. Europa no está tan bien dotada en este sentido como Estados Unidos. De hecho, en determinados lugares se encuentra de forma natural, como en Venezuela, y otros son tan pobres en este mineral que han tenido que aplicar suplementos a los terrenos de manera artificial, como es el caso de Finlandia o Nueva Zelanda. La agricultura intensiva elimina aún más el selenio del suelo.

¿Un «antioxidante» importante?

El selenio no es un antioxidante en sí, sería más bien a la inversa si no estuviera «controlado». Pero es necesario para la eficacia positiva del glutatión y ofrece otros muchos servicios:

- Propone su ayuda a todos los componentes antioxidantes que encuentra. Por ejemplo, frente al «agresor» mercurio, el selenio se alía con el glutatión y ambos empujan al indeseable hacia el exterior del cuerpo, vía orina. En este caso, es una coenzima.
- Ya que acelera la eficacia de la glutatión peroxidasa (GPX), contribuye a las defensas antioxidantes y a la reparación de las grasas oxidadas.
- Quelata los metales pesados, es decir, se adhiere a ellos y los arrastra hacia la excreción urinaria.
- Previene las afecciones cardiovasculares. Junto con la vitamina E, protege las membranas celulares impidiendo la oxidación de los lípidos. Además, activa las hormonas tiroideas.
- Según unos estudios realizados en Israel en 1998, una suplementación de selenio aumenta nuestro índice de glutatión en un tercio y provoca una disminución del 50% en la oxidación de los ácidos grasos.

Advertencia

En caso de cáncer declarado, algunos médicos desaconsejan la suplementación en selenio (como en otros antioxidantes). Actúa entonces como «carburante» de las células cancerosas que se «aprovechan» de nuestro cuerpo. ¡Completamente lo contrario del efecto buscado! Otros profesionales, que tienen en cuenta más factores, estiman que no hay que tomar suplementos durante las sesiones de radioterapia o de quimioterapia, pero que, en otros momentos, los antioxidantes son esenciales.

¡Comamos selenio!

Las plantas proporcionan la casi totalidad del selenio que se ingiere. Sin embargo, los vegetales obtienen este mineral de la tierra... ¡siempre que se encuentre en ella!

Normalmente, está presente en los alimentos siguientes (las cifras son aleatorias, en función de la procedencia geográfica de los productos): los coquitos del Brasil y los riñones se encuentran entre las mejores fuentes, pero debemos reconocer que su consumo es más bien puntual... Se encuentra también en el cangrejo, en el hígado y en determinados mariscos y pescados, pero debemos tener en cuenta que, al parecer, el cuerpo capta de forma desigual el selenio procedente de los productos del mar. El germen de trigo presenta un cierto contenido, pero mientras que este alimento es una buena fuente en Estados Unidos, no lo es en Europa, otra vez por la diferencia entre terrenos ricos y pobres en este mineral ya citada. Los cereales integrales (por tanto, el pan fabricado con ellos), determinadas levaduras, el ajo y la cebolla forman parte también de nuestros proveedores.

El selenio puede estar ligado a las proteínas, como en el caso de la selenoproteína, una forma especialmente bien asimilada por el organismo.

¿En qué dosis?

De nuevo dejaremos a un lado los aportes recomendados, demasiado limitados según los expertos. Para el selenio, el aporte óptimo se situaría alrededor de los 200 µg. Cerca del 100% de la población debería tomar suplementos, ya que nuestro consumo diario se acerca a los 30 µg. En realidad, cabe distinguir dos casos: en problemas agudos, se administra selenio «elemental» en forma de gránulos; y, en problemas crónicos o en una perspectiva de prevención, se recomienda el selenio «orgánico» en forma de levadura.

¿A quién concierne en particular?

- A los fumadores;
- a los bebedores;
- a los que llevan empastes dentales;

- a los que sufren enfermedades inflamatorias o insuficiencia renal;
- a quienes comen mucho pescado que puede contener mercurio (atún).

Fuentes naturales de selenio	
Riñones	150 a 200
Coquitos del Brasil	2.960
(atención, pueden contener bario, ¡un metal oxidante!)	
Bacalao	40
Bogavante, ostras	65
Chuletas de cordero	20
Huevos	20
Cebada	70
Atún (en conserva o al natural)	80
Harina (trigo integral)	71

Aportes diarios de selenio en algunos países europeos	
País	Aportaciones (µg/día)
Francia	29-43
Bélgica	28-61
Alemania	35
Reino Unido	29-39
Países Bajos	67
Dinamarca	38-47
Suiza	70
Suecia	38
Eslovaquia	38
Polonia	11-24

SOD (superóxido dismutasa)

Es una de las principales enzimas antioxidantes del organismo. Forma parte de los agentes protectores de nuestra primera línea de defensa y recibe ayuda, en segunda línea, de otros antioxidantes, como la vitamina E, el selenio y el glutatión. Bloquea y neutraliza gran parte de los radicales libres y luego los convierte en su forma «no reactiva», más fácil de eliminar por parte del organismo. En concreto, elimina la nocividad del radical superóxido O_2, de gran toxicidad para la célula. ¡Pero la acción de su molécula no termina aquí! Es también antiinflamatoria, puesto que regenera las células y protege los glóbulos blancos contra los radicales libres. Por ello, el organismo la solicita en caso de poliartritis reumatoide, reumatismos inflamatorios, periartritis, esclerosis en placa, enfermedad de Crohn, cistitis, sinusitis, etc. Es también antivírica: actúa contra la gripe, el herpes, el VIH (sida)... Puesto que protege los vasos sanguíneos, participa en la prevención contra las enfermedades cardíacas. Inhibe también las sustancias susceptibles de inducir determinados cánceres. Además, reduce los efectos secundarios de la radioterapia. La SOD es, pues, un antioxidante esencial, que protege los tejidos del cerebro y con ello permite aumentar nuestra esperanza de vida. Y lo que consigue en el interior se ve en el exterior: es un producto de belleza para la piel, ya que al protegerla contra sus peores enemigos, hace que conserve su tersura y elasticidad. Un poco de poesía: la suplementación de SOD procede de las plantas (pistilos o polen de las flores)

El + técnico

La insuficiencia de SOD-GPX (superóxido dismutasa-glutatión peroxidasa) puede estar relacionada con una carencia de vitaminas, entre otras, la vitamina E. También puede proceder de un déficit de oligoelementos, entre los que cabe citar el zinc, el manganeso o el cobre (SOD), o de selenio (GPX). Un exceso de radicales libres, por otra parte, puede impedir la acción de estas enzimas antioxidantes.

Taurina

Un antioxidante de gran importancia por su composición específica. Una de sus ventajas básicas radica en la fijación del magnesio en las células: sin taurina, el magnesio se limitaría a pasar por nuestro organismo. La taurina se encuentra en distintas partes de nuestro cuerpo, pero sobre todo en el corazón, el cerebro y la retina. En el ojo, asegura la integridad de los elementos (conos y bastoncillos) responsables de la visión nocturna.

Los suplementos de taurina son indispensables para:

- Los alcohólicos, ya que destoxifica el alcohol y sus productos de degradación;
- las personas mayores, pues participa en el tono muscular y cardíaco;
- los deportistas, porque mejora la recuperación;
- los bebés prematuros, como protección de la retina y el córtex;
- los que padecen estrés, en especial si estos suplementos se acompañan con magnesio y vitamina B_6.

Vitamina C

¿Es necesario presentar a esa gran dama, la estrella de las vitaminas, nuestro ojito derecho? Por supuesto. No se ha recalcado suficientemente que la vitamina C se distingue de todas las demás por el interés que ha suscitado siempre. Un elemento brillante, por no decir genial, que ha generado cuatro premios Nobel y más de 20.000 estudios científicos e incluso ha seducido a los expertos, quienes han vuelto a aumentar los aportes diarios recomendados (ADR) respecto a ella.

Y, sin embargo, sigue siendo una desconocida, tanto por parte del gran público como de los profesionales de la salud. Se la considera la «vitamina del latigazo», una imagen que la convierte en superficial a los ojos de muchos, que opinan que si no se padece fatiga, no se tiene necesidad de ella. ¡Craso error!

Una historia nada banal

Tan sólo un 5% de los médicos sabe que esta vitamina fortalece la inmunidad, y apenas un 4% está al corriente de que forma parte de los antirradicales libres. ¡Menuda injusticia! Fue uno de los primeros antioxidantes que se descubrieron. También es cierto que se trata de una vitamina que cuenta con la historia más compleja y con más reapariciones.

Conocida de sobra por el hecho de que su carencia provocó, en otra época, el escorbuto entre los marineros, curiosamente la vitamina C no se «descubrió» hasta 1907. En 1922, el científico húngaro Albert Szent-Györgyi observó que las coles poseían una sustancia que impedía la aparición de las manchas oscuras en la piel de la fruta macada. Hubo que esperar a 1928 para que él mismo aislara su principio activo, que denominó ácido hexurónico, aunque en 1930 lo rebautizó como vitamina C. Las señales que presentaban los frutos tenían un curioso parecido con las manchas de óxido que Szent-Gyögyi observó en las barras de hierro que su vecino tenía almacenadas, y entonces acabó por comprender que se trataba del mismo fenómeno: la oxidación. Dedujo que el principal culpable de la oxidación es el oxígeno. Sin embargo, la vitamina C reacciona con él y le impide cometer sus destrozos. De esta forma nació oficialmente el primer antioxígeno o, según el término actual, el primer antioxidante. En honor a este descubrimiento, el citado médico y bioquímico recibió el premio Nobel en 1937.

A partir de aquí, los investigadores se interesaron en su enorme potencial, y la vitamina C demostró enseguida su extraordinaria eficacia contra la poliomielitis (que afectaba entonces a muchas personas), el herpes, el herpes zóster y la tuberculosis pulmonar. Y poco después la mononucleosis, la pulmonía, el cáncer e incluso algunas enfermedades psiquiátricas...

Las frutas y las verduras: una fuente inagotable de vitamina C

El hombre no sabe fabricar vitamina C y en cambio algunos animales sí pueden hacerlo. Tiene que buscarla, pues, en su ali-

> **La terrible época del escorbuto**
>
> La vitamina C participa en la formación del colágeno. En caso de carencia, el cuerpo no puede fabricar el necesario y el revestimiento cutáneo pierde calidad: las encías sangran y los dientes terminan por caerse, la piel se llena de úlceras y el revestimiento «interno» sufre una suerte parecida. En siglos anteriores, los marineros que se embarcaban durante largos meses y no se alimentaban más que de los productos pescados durante el trayecto, morían de hemorragias y gangrena. Esta hecatombe no vio su fin hasta que un médico propuso administrar todos los días zumo de limón a los miembros de la tripulación. ¡Y el escorbuto despareció!

mentación y en grado suficiente, ya que es la que más necesita en términos de cantidad: le son indispensables unas decenas de miligramos, mientras que la necesidad de otras vitaminas se cuenta en miligramos o incluso en microgramos. Esta vitamina se concentra en los glóbulos blancos, el hígado, el bazo, determinadas glándulas endocrinas, las encías y el cristalino del ojo.

Las frutas y verduras son nuestros principales proveedores de vitamina C. Esta vitamina, al ser la más frágil, se utiliza como indicador del mantenimiento de otras: cuando la vitamina C se ha conservado en un alimento, las otras vitaminas también lo han hecho con mayor razón.

> **La cosmética antiedad: empieza la efervescencia de la vitamina C**
>
> Los primeros cosméticos antiedad reconocidos científicamente son los que contienen vitamina C. En efecto, se habla de ella desde hace mucho como principio activo antiarrugas, pero hasta hace muy poco se creía que la vita-

mina C cosmética era primordialmente un antioxidante. Tras años de apasionadas discusiones entre los «anti» y los «pro», la experiencia decidió: la aplicación de vitamina C en la piel aumenta en gran medida la producción de colágeno (la red de fibras proteicas que mantiene la piel). El estudio se llevó a cabo en un hospital, con aplicación también de placebo (exactamente como en el caso de los medicamentos), y sus resultados fueron muy positivos: +27,6% de queratina en la epidermis y +17% de colágeno en la dermis al cabo de seis meses de aplicación.

¿Cómo funciona esto?

- La vitamina C es antioxidante, es decir, neutraliza los radicales libres que atacan la piel. Si fuera necesario, la mayor parte de los antioxidantes podría encargarse también de ello.
- Activa la fabricación de colágeno en las capas profundas de la piel (dermis), actuando en los fibroblastos –que producen el colágeno– y en determinadas enzimas, que lo envejecen. Por otro lado, según el profesor Humbert, que colaboró en el estudio: «El envejecimiento cutáneo presenta sorprendentes analogías con el escorbuto (provocado por una carencia de vitamina C): pérdida de grosor, fragilidad, palidez, cardenales».
- Para que una crema con vitamina C sea eficaz, debe contener como mínimo un 3,5% de ésta (denominada también ácido ascórbico) y no puede entrar en contacto con el agua. Ahora bien, el agua es indispensable para elaborar un producto cosmético... Tan sólo unas cuantas marcas han resuelto este rompecabezas.

Las vitaminas C y E que contienen determinadas cremas solares protegen contra los rayos UVA (mientras que los filtros solares clásicos sólo nos protegen contra los rayos UVB). En realidad, los UVA son los responsables del

⟶

envejecimiento cutáneo, pues nos «bombardean» con oxígeno singulete. Una precisión: parece que las cremas con vitamina C nos interesan si nuestra alimentación no aporta una cantidad suficiente de ella. Quien consuma grandes cantidades de fruta y verdura asegura, sin duda, su cupo de vitamina C y puede seguir su camino, pues estas cremas no van a aportarle nada.

Las fuentes naturales de vitamina C (mg/100 g)	
Acerola (variedad de cereza)	1.300
Guayaba	250 a 300
Col verde	120 a 180
Grosella negra	180
Kiwi	80 a 200
Brécol	80 a 150
Col de Bruselas	80 a 150
Coliflor	60 a 80
Berros	75 a 79
Naranja	40 a 80

¿Qué puede hacer por nosotros la vitamina C?

- **Prolongar nuestra vida.** El estudio Alameda County, en el que se contó con 3.119 adultos, concluía que el consumo de 750 mg de vitamina C al día se relaciona con una reducción del 40% en la mortalidad. En el mismo sentido, el estudio Enstorm, realizado entre 11.348 personas, demostraba que un consumo de 500 a 800 mg de vitamina C al día se relacionaba con un aumento de 5 años y medio en la esperanza de vida para los hombres y de 2 años y 4 meses para las mujeres.
- **Fortalecer nuestra inmunidad.** Concentrada en los glóbulos blancos, encargados de nuestras defensas, la vitami-

na C combate las afecciones víricas y bacterianas. Es indispensable en altas dosis en invierno, desde los primeros indicios de resfriado. Acelera la curación de las enfermedades y todo tipo de convalecencia. No vayamos sin ella al hospital si tienen que practicarnos una operación quirúrgica: gracias a ella, el volver a andar y la cicatrización serán mucho más rápidos.
- **Mejorar nuestra resistencia ante el estrés.** Tiene una importante presencia en las glándulas suprarrenales que fabrican las hormonas relacionadas con el estrés. Cuanta menos vitamina C contengan, peor soportaremos las situaciones estresantes.
- **Dar un empujón en caso de fatiga.** En realidad por ello se ha hecho famosa. Favorece la asimilación del hierro, algo muy preciado para las mujeres, sobre todo las que se quejan de menstruaciones abundantes. Resulta indispensable para los vegetarianos que desean optimizar la asimilación del hierro de los alimentos de origen vegetal. Las personas que presentan deficiencia en hierro siempre están cansadas.
- **Participar en la firmeza de la estructura ósea.** Favorece la asimilación del calcio. En este sentido, se sabe que puede frenarse el desarrollo de la artrosis con más de 2 g de vitamina C al día.
- **Neutralizar los oxidantes** en medio acuoso –plasma, linfa, líquido intra y extracelular–, o sea, ¡en todo el cuerpo! Por otra parte, la vitamina C «recicla» la vitamina E, ya que ésta, una vez que se encarga de sus radicales libres captados, debe deshacerse de ellos para poder reanudar la caza.
- **Combatir con vigor determinados tóxicos** presentes en los alimentos y los medicamentos. Elimina el plomo y el mercurio, el cadmio, el dióxido de azufre, el cloro del agua que bebemos, el benceno y sus derivados y también los pesticidas. Para un óptimo beneficio, quelata todos los contaminantes que encuentra en nuestro cuerpo, lo que significa que se une a ellos para eliminarlos a través de la orina. Evita también la transformación de los nitratos en nitritos cancerígenos.

- **Limitar la agresividad de los compuestos del humo del tabaco,** que ocasionan una oxidación fulminante. Desde que la persona deja de fumar, su nivel de vitamina C en la sangre aumenta, lo que explica que un fumador la vaya «aspirando» constantemente para protegerse.
- **Prevenir determinados cánceres.** Un consumo insuficiente de vitamina dobla el riesgo de desarrollar un cáncer. En caso de terapias anticancerígenas, la vitamina C reduce la toxicidad de la radioterapia y la quimioterapia.
- **Aumentar nuestra resistencia** frente a los cambios de temperatura importantes.
- **Mejorar la circulación y mantener al mismo tiempo la salud de los vasos sanguíneos.** Impide los sangrados repetidos, sobre todo de la nariz, evita las escaras y aumenta la rapidez y la calidad de la cicatrización. Mantiene la salud de las encías. Permite la síntesis del colágeno, indispensable para la calidad de la piel, los huesos, los dientes, los cartílagos, los tendones, los ligamentos...
- **Proteger nuestros órganos contra las afecciones degenerativas** relacionadas con el envejecimiento: enfermedades cardiovasculares, cataratas, cáncer, problemas degenerativos del esqueleto, de las articulaciones... Nada le resulta ajeno, funciona en todas partes.
- **Disminuir nuestras reacciones alérgicas.** Posee una importante acción antihistamínica, muy beneficiosa para las personas que padecen rinitis alérgica, eccema o asma.
- **Participar en la prevención de la diabetes de tipo 2.**

Mis consejos

La vitamina C es muy frágil. Con la preparación de los alimentos se destruye con facilidad. Además, en general, no consumimos suficiente cantidad de fruta y verdura fresca, sin citar que éstas han perdido vitamina C a raíz de las técnicas agrícolas y de unos sistemas de almacenamiento poco fiables. Puesto que se trata de una de nuestras primeras líneas de defensa contra los oxidantes y nuestro cuerpo la reclama constantemente, los suplementos de esta vitamina parecen indispensables.

¿Cómo escoger los complementos nutricionales?

A pesar de que la vitamina C de síntesis resulta eficaz, siempre es mejor optar por la natural. Esta última, obtenida a partir de la acerola, el camu camu o el escaramujo, se asocia a los flavonoides contenidos en el vegetal. Así se duplica la acción antirradical respecto a los vasos sanguíneos. Una nueva ventaja: contrariamente a lo que ocurre con la vitamina C sintética, la natural no excita los nervios. Quien se encuentra alterado después de tomar vitamina C es porque realmente tenía mucha necesidad de ella, pues este síntoma indica una deficiencia. Por tanto, no hay que dejar el suplemento, sino al contrario, hay que perseverar.

Y, además, tengamos en cuenta los consejos siguientes:

- Es mejor tomar los suplementos repartidos a lo largo del día en lugar de ingerir demasiados comprimidos de golpe. En efecto, su absorción es limitada y el exceso va directo «a la basura». Esto es lo que explica el interés de las preparaciones de actuación prolongada (liberación progresiva) o de los preparados en polvo que se diluyen en una gran cantidad de agua, que se toma a lo largo del día.
- El organismo absorbe mejor la vitamina C si se consume después de las comidas, con el estómago lleno.
- Se optará por los comprimidos que se chupan y no por las formas solubles. Por una parte, estas últimas suelen contener mucha sal (sodio), y por otra, una parte de la vitamina C pasa directamente a la vía sanguínea por medio de las papilas.
- Se evitarán las formas efervescentes que contienen bicarbonato: éste es un antagonista de la vitamina C, es decir... ¡combate su acción!

¿En qué dosis?

Es difícil determinar las cantidades. Las necesidades varían entre una persona y otra, según la intensidad del estrés y el estado de salud. De todas formas, las dosis aconsejadas son muy superiores a las que marcan los aportes diarios recomendados (ADR). Para todo el mundo: como mínimo, 1 g de vitamina C diario. Los suplementos se adaptarán en función del consumo de frutas y verduras de cada cual. Quien sufra una enfermedad crónica, viva en un ambiente contaminado, se encuentre en tensión, sufra depresión, fatiga o ahogo, sea fumador o deportista de alto nivel, o acabe de sufrir una intervención quirúrgica, debe aumentar considerablemente las dosis.

Linus Pauling, investigador e importante consumidor de vitamina C, recomendaba un suplemento diario de 2 a 10 g para conseguir una salud óptima. Pueden discutirse unas cantidades tan considerables y puede pensarse que estos consejos tal vez son superfluos cuando uno está en forma. Ahora bien, cuando se declara una enfermedad, la cuestión pasa a primer plano y la «supersuplementación» debe tomarse sin demora. A menudo consigue frenar la afección desde el primer momento. En este caso, se tomará 1 g de vitamina C cada hora, es decir, de 8 a 10 g al día, durante cuatro días. La dosis se disminuirá luego poco a poco hasta llegar a los 2 g diarios.

¡Atención!

Quien siga un tratamiento de quimioterapia dejará de tomar vitamina C durante éste y consumirá cantidades importantes entre tandas.

No hay que tomar vitamina C en los días anteriores a determinados análisis (por ejemplo, de los niveles de glucosa), pues puede dificultar la «lectura» y, por consiguiente, la interpretación del análisis.

En cambio, no hay que temer ninguno de los efectos secundarios del listado siguiente, que han difundido (mejor dicho, machacado) los rumores. Científicos poco escrupulosos, protagonistas en alguna ocasión de estas afirmaciones, han reconocido por otra parte que habían llegado a la conclusión –bajo presión– de que tenía efectos negativos, cuando era evidente que la vitamina C ejercía una gran protección.

Así pues, no hay que temer los siguientes efectos adversos:

- Cálculos renales (salvo, en todo caso, en dosis muy importantes);
- cardiopatía vinculada al hierro;
- escorbuto «condicionado o de reacción»;
- destrucción de la vitamina B_{12};
- aumento de la necesidad de oxígeno;
- erosión del esmalte dental (chupar los comprimidos en lugar de masticarlos);
- déficit en cobre;
- respuesta alérgica retardada,
- efectos mutágenos o cancerígenos.

En resumen, la vitamina C es sumamente eficaz y no presenta efectos secundarios.

Algunas ideas falsas...

- **La alimentación aporta suficiente cantidad de vitamina C**

Apenas uno de cada dos adultos recibe el aporte aconsejado, el cual, por otra parte, se considera muy por debajo de las necesidades reales del organismo.

- **La vitamina C impide dormir**

Es cierto que es necesaria para la fabricación de la dopamina (sustancia que elabora el cuerpo y es la responsable del despertar y la vigilancia). Es posible que una ínfima proporción de la población sea sensible a ello, pero ningún estudio ha demostrado que impida conciliar el sueño. Si se trata de la vitamina C natural, precisamente se recomienda tomarla durante todo el día, y la toma de la noche incluso podría ayudar a conseguir un sueño más reparador.

- **Nadie necesita más cantidad de vitamina C que la de los ADR**

Hace aún muy poco tiempo, estas cantidades tenían como límite los 60 mg; ahora se habla de 120 mg. Con todo, probablemente esta cifra siga siendo insuficiente. El Ministerio de Agricultura y el Instituto Nacional del Cáncer estadounidenses estiman que el umbral mínimo de vitamina C para mantener una buena salud se sitúa entre los 117 y los 125 mg. Los nutriterapeutas, los mejores especialistas en vitaminas, hablan de 500 mg, e incluso de 1 g si se desea combatir día a día las enfermedades degenerativas.

- **Es inútil tomar suplementos de vitamina C: el exceso se elimina por la orina**

Más allá del umbral de 1 g de vitamina C diario, el cuerpo elimina una parte, pues la vitamina C oxidada por su «labor» contra los radicales se expulsa por las vías naturales. ¡Una suerte! Sin embargo, las «pérdidas» se han calculado en torno a un 20-25%; en realidad, todo depende del nivel de existencias inicial: cuanta más carencia de vitamina C, más retención de ella. Y cuando se dice que nuestros tejidos están «saturados» (llenos de vitamina C), se conserva una gran parte de esta vitamina denominada «sobrante», lo que demuestra que no sobra tanto como se podría creer.

Se sitúa luego en los glóbulos blancos, verdaderos «graneros» de vitamina C, que no se cansan de hacer acopio de ella. ¡Ni siquiera les dan miedo las tomas de 1 g al día! De hecho, el organismo tiene una necesidad tal de esta sustancia que es importante disponer siempre de un pequeño «excedente» a fin de no agotar las reservas. Y las necesidades del fumador son mucho mayores: cada cigarrillo elimina 30 mg de nuestras reservas de vitamina C.

- **La vitamina C aumenta el riesgo de padecer cálculos renales**

Un 60% de estos cálculos está formado por oxalato de calcio. Una persona que se alimenta correctamente y se cuida «fabrica» entre 25 y 50 mg de oxalato al día, y entre un 35 y un 50% de éste procede del consumo de vitamina C. Sin embargo, más allá de los 40-50 mg de vitamina C, el nivel de oxalato permanece inalterable. Por otra parte, la acidez de la vitamina C convierte en solubles las sales de calcio y con ello se reduce el riesgo de cálculos. Ningún estudio ha demostrado que, incluso en dosis altas, la vitamina C aumente el riesgo de sufrir cálculos renales.

Vitamina E

La vitamina E es un nutriente antioxidante importantísimo. Esencial. Extraordinario. En realidad, es el principal antioxidante liposoluble del tejido humano. Se sitúa en primera línea de defensa para proteger las membranas de las células contra el ataque de los radicales libres, y por ello la encontramos en todos los tejidos grasos del cuerpo: el hígado, el sistema nervioso, la piel, las glándulas suprarrenales, el corazón, los músculos y las mucosas. Y, ante todo, es la única capaz de controlar un determinado tipo de radicales libres: el peroxinitrilo, verdadera bomba que los demás antioxidantes no dominan.

Por desgracia, las deficiencias en vitamina E no son visibles: casi todos tenemos carencia de ella sin saberlo. El aporte diario mínimo se sitúa en unos 4,5 mg, mientras que las necesidades mínimas para no presentar carencia giran alrededor de los 10 mg. En cuanto a la obtención de una dosis suficientemente protectora para luchar contra plagas como la placa de ateroma o la enfermedad de Alzheimer, no podemos esperar nada de la vitamina E por debajo de los 100 mg/día. No hace falta decir que no vamos a obtener esta cantidad únicamente por medio de los alimentos y que se imponen los suplementos.

En la espera, las células se alteran, el sistema inmunitario se debilita, el envejecimiento se acelera... Y todo esto toma forma poco a poco: aumentan los riesgos cardiovasculares y se traducen en ateritis, infarto o accidente cerebral. El cerebro, peor protegido, es más propenso al desarrollo de una enfermedad degenerativa. La anarquía celular abre la puerta a los cánceres, a las reacciones inflamatorias destructoras e incluso a la diabetes de adulto. Las deficiencias en vitamina E son nefastas desde la infancia, ya que constituyen un importante factor de riesgo para las enfermedades crónicas que se diagnosticarán en la edad adulta.

La vitamina de los bebés...

La vitamina E se descubrió en 1922. Entonces se llamó «vitamina de la fertilidad», de ahí su nombre: tocoferol (*tocos*, «descendencia», y *pherein,* «traer»). En 1936 se extrajo del aceite de germen de trigo, y, dos años más tarde, se sintetizó. En 1968 se reconoció como elemento nutritivo, y años más tarde se le atribuyeron, finalmente, sus extraordinarias propiedades antioxidantes.

> **En la familia de la vitamina E... prefiero la natural**
>
> No existe una sola vitamina E, sino una familia de ocho vitaminas E divididas en dos grupos: los tocoferoles y los tocotrienoles. En comparación con otras vitaminas, en las que el equivalente sintético puede compararse al natural, constituye la excepción de la regla. La vitamina E sintética, lejos de resultar interesante, es nociva. De entrada, porque el organismo posee un transportador de esta vitamina –la proteína unida al tocoferol o TBP *(Tocopherol Binding Pro-*

tein)– que dirige automáticamente hacia la excreción biliar sus formas no naturales. Por tanto, la ingestión de un complemento nutricional de vitamina E sintética sería simplemente inútil. Además, provocaría la eliminación de la vitamina E natural que contiene la sangre. Por otra parte, la TBP mantiene un nivel mínimo de tocoferol en la sangre y previene el consumo sobrante del hígado, lo que puede explicar la inocuidad total de unos suplementos.

¿Cómo sabré si mi vitamina E es natural?

Hay que leer la etiqueta del complemento nutricional. Allí se identifica siempre como d-alfa-tocoferol, d-alfa-tocoferil-acetato o ácido d-alfa-tocoferil-succinato, aunque puede denominarse también RRR-alfa-tocoferol. La «traidora» vitamina sintética responde a los nombres de acetato de dl-alfa-tocoferol o acetato de all-RAC-alfa-tocoferol.

Determinados científicos afirman que resulta tan peligroso fumar como no tomar suplementos de vitamina E. Incluso precisan, por ejemplo, que el 100% de la población francesa presenta carencia en esta vitamina. En efecto, no sólo es imposible obtener una cantidad suficiente de vitamina E a través de la alimentación, sino que dicha vitamina ha demostrado su eficacia en dosis muy superiores a los ACR como prevención de enfermedades como el cáncer, la ateroesclerosis, las cataratas...

Fuentes

La vitamina E tiene que proporcionarse a la fuerza por medio de la alimentación, y sus fuentes, desgraciadamente, son muy limitadas. La mayor parte de alimentos que presentan vitamina E en cantidades apreciables en realidad contienen la justa para protegerse ellos mismos de la oxidación.

¡Buen provecho!

Para conseguir 100 mg de vitamina E habría que consumir 50 kg de pan o 5,8 kg de espinacas hervidas, 25 kg de copos de maíz, 15 kg de cacahuetes, 182 huevos duros, 12-13 l de aceite de oliva... ¡todos los días, por supuesto!

Las fuentes naturales de vitamina E (mg/100 g)	
Aceite de germen de trigo	135
Aceite de girasol	50
Almendras, avellanas	25
Germen de trigo	22
Aceite de hígado de bacalao	20
Aceite de cacahuete	17
Palomitas de maíz naturales	10
Coquitos del Brasil	7
Menta fresca	5
Mango	1,5

¡Atención!

- Las interacciones con el hierro disminuyen la absorción de vitamina E.
- La vitamina E protege los ácidos grasos contra la oxidación. Contrariamente a lo que se ha dicho siempre, quienes consumen muchos AGPI (ácidos grasos poliinsaturados, a través del pescado graso, las cápsulas de aceite de pescado y el aceite de colza) y, por otra parte, ingieren poco betacaroteno y vitamina E tienen mayor riesgo de desarrollar infarto de miocardio. En caso de un importante consumo de productos ricos en omega 3, los suplementos de vitamina E son imprescindibles.

- No hay que consumir de ninguna forma aceite de parafina: ni contra el estreñimiento, ni tan siquiera en determinadas dietas bajas en calorías. Este aceite impide la asimilación de algunas vitaminas, entre ellas la E.

Precisión técnica

La absorción de la vitamina E depende de la capacidad de cada persona para retener grasas. Ya provenga de la alimentación o de un complemento nutricional, se transforma en la parte media del intestino delgado al tiempo que las grasas alimentarias, el colesterol y las demás vitaminas liposolubles, gracias a la acción de los ácidos biliares y de los jugos pancreáticos. Es necesario también tomar los suplementos que la contienen durante una comida que aporte una pequeña cantidad de grasa.

A partir de las células del intestino delgado, la vitamina E pasa a la circulación sanguínea para irrigar determinados tejidos del cuerpo (cerebro, tejido graso, glándulas mamarias, músculos). Una segunda etapa la dirige hasta el hígado, donde por medio de una proteína que fija el tocoferol, el RRR-alfa-tocoferol, viaja a través de las lipoproteínas hacia las otras células a las que no ha llegado. Y después de todo este camino, la molécula de vitamina E se desplaza entre unos cuantos centenares de ácidos grasos, sobre todo omega 3. Cuando un radical libre ataca a alguno de ellos, la molécula de vitamina E se interpone o lo repara, evitando o interrumpiendo la reacción en cadena generada por el atacante. ¿Cómo? Cambia el hidrógeno (H) del grupo oxígeno-hidrógeno (OH) fijado en el núcleo de los radicales libres, lo que les impide proseguir con su reacción nefasta. A cambio, toma el oxígeno (O) y ella misma se oxida.

La vitamina E es regenerada por la vitamina C, la cual, a su vez, «se limpia» por medio del glutatión.

Sus funciones

- Protege contra la oxidación las grasas presentes en la sangre (se habla de «grasas circulantes»). Se trata de una propiedad fundamental, ya que cuando estas últimas se oxidan, se forma con más facilidad la placa de ateroma: y esto lleva a la formación de «tapones», los responsables de los infartos y de los accidentes cerebrales.
- Protege las grasas del envoltorio de cada una de las células (la membrana). Con ello se mantiene la flexibilidad celular, algo fundamental, puesto que, cuando las células son flexibles, pueden escurrirse hacia los vasos sanguíneos más finos. Su capacidad de llegar a cualquier parte del cuerpo también puede salvar la vida.
- Facilita la comunicación entre las células.
- Reduce la formación de una serie de agentes del envejecimiento.
- Se opone al inicio de los cánceres.
- Estimula el sistema inmunitario y reduce sus desarreglos (alergias e inflamaciones).
- Ejerce un papel antidiabético al mejorar la eficacia de la insulina.
- Protege la piel contra la deshidratación al estimular la formación de colágeno, el «cemento» de la epidermis. Así, retrasa el envejecimiento cutáneo. Junto con la vitamina A, previene el cáncer de piel debido a los rayos solares.
- Frena el estrés oxidativo del deportista, ya se trate de una actividad de ocio o de deporte de alta competición. Eso se traduce en concreto en menos dolor, inflamación y fatiga.
- En el estómago, frena la conversión de los nitritos aportados por los alimentos en nitrosaminas, poderosos agentes cancerígenos.
- Participa en el mantenimiento de la salud de los músculos y nervios.
- Fortalece la potencia sexual.

¿Hace falta tomar suplementos de vitamina E?

En efecto, se recomienda tomarlos, sobre todo después de los 60 años. ¿Por qué? Porque...

- Entre un 60 y un 70% de la aportación diaria se elimina con las heces, por ello hay que renovarla todos los días;
- a medida que avanza la edad, disminuye la absorción de la vitamina E ¡y además se fabrican radicales libres!;
- los tratamientos de la industria alimentaria (refinado, irradiación, tratamientos fungicidas de los cereales, almacenamiento...) destruyen una gran parte de la vitamina E;
- la mayoría de los alimentos que aportan vitamina E contienen la cantidad justa para proteger sus propias grasas, de manera que queda muy poca disponible para la protección del organismo contra su propia oxidación;
- las necesidades de vitamina E aumentan si se consume en grasas poliinsaturadas (pescados grasos), algo que normalmente se recomienda, ya que, en efecto, se trata de grasas muy frágiles, sujetas a la oxidación;
- la carencia de vitamina E es uno de los principales factores en las enfermedades cardíacas; en muchos países, un 100% de la población sufre esta carencia, que no se descubre al no existir el «escorbuto de la vitamina E», de modo que los estragos aparecen poco a poco y son de orden molecular (MDA –una molécula dosificada en la sangre–, sequedad de la piel).

¿En qué dosis?

Las dosis que han demostrado su eficacia en los distintos estudios sobre prevención de enfermedades cardíacas son mucho más elevadas que las que se obtienen a través de la alimentación. Se sitúan entre los 100 y los 400 mg, es decir, entre diez y cuarenta veces los ADR (15 mg). El profesor Anthony Diplock, del Grupo de Investigación sobre los Radicales Libres (Guy's Hospital, Universidad de Londres), estima que el mínimo debería situarse entre 50 y 80 mg diarios (es decir, bastante por encima de los ADR). ¿Desalentador? Pues lo peor es lo que sigue.

Según las encuestas alimentarias, casi un 100% de la población ingiere cantidades insuficientes de vitamina E y eso sin hablar de las necesidades óptimas... Ya en 1988, un estudio llevado a cabo sobre una amplia muestra representativa de la población de Val-de-Marne, concluía que entre un 40 y un 90% de las personas encuestadas ingería unos niveles de vitamina E inferiores a dos tercios de los ADR. Y entre un 2 y un 17% de ellas recibía ¡menos de una tercera parte!

¿Es peligroso un aporte excesivo de vitamina E?

El nivel de vitamina E puede determinarse con un simple análisis de sangre. Por encima de 7 mg/l todo va bien; entre 5 y 7, nos encontramos en el límite inferior; por debajo de 5, la carencia está comprobada. Por el contrario, no existe toxicidad ni siquiera en dosis elevadas. Muchos especialistas consideran que los ANA son claramente insuficientes, pues el estrés del entorno puede desencadenar un aumento de las necesidades de antioxidantes. Se llevaron a cabo estudios con cantidades 130 veces superiores a la de los ANA durante cuatro años y medio. Los voluntarios no experimentaron fatiga de ningún tipo y sus análisis de sangre no presentaron alteración alguna.

Quienes tengan problemas de coagulación sanguínea deben evitar dosis superiores a 800 UI/día, pues la vitamina E fluidifica la sangre. Habrá que abandonar los suplementos durante los quince días anteriores y posteriores a una operación quirúrgica. Asimismo, deberán evitar una absorción mayor quienes tomen medicamentos anticoagulantes, los hemofílicos o los que presenten deficiencia de vitamina K.

Zinc

El zinc es un mineral muy «solicitado» por el organismo, que lo utiliza para una multitud de tareas. Es básico para el buen funcionamiento del timo, una glándula que regula nuestras defensas naturales. Nos acompaña a lo largo de toda la vida y ejerce una función primordial en el crecimiento y la reparación celular. Se trata de un elemento antiedad de suma importancia, que actúa en una serie de metabolismos, como el de los glúcidos y el de las proteínas. Participa también en la fabricación de muchas hormonas: testosterona, insulina, del crecimiento, etc. Además, interviene en más de cien sistemas enzimáticos distintos, entre los que cabe citar la SOD (ver entrada). Hay que tener en cuenta que 85 g de calostro (la primera leche materna producida justo después del parto) contienen hasta 900 mg de zinc.

- Evita las afecciones de la próstata, aumenta la potencia sexual masculina y estimula las defensas inmunitarias.
- Protege la piel, los huesos y los genes.
- Ejerce una función clave en la prevención de los cánceres, al velar por la salud de la proteína P53, encargada de combatir la reproducción de células anormales. Impide que los radicales libres ataquen a los aminoácidos, pues «recubre» a estos últimos, aislándolos de los asaltantes.
- Combate los destrozos provocados por los metales pesados y otros contaminantes.
- Es antivírico cuando se asocia a otros antioxidantes y a los ácidos grasos poliinsaturados. Ejerce su función antioxidante sobre el radical hidroxilo y, al mismo tiempo, inhibe la asimilación del cobre y del hierro.
- El zinc se encuentra en determinados alimentos ricos en proteínas.

Un 80% de la población sufre carencia

- Las necesidades de zinc se sitúan alrededor de los 15 mg diarios. El déficit en zinc es frecuente, puesto que afecta a

un 80% de la población. Se manifiesta en forma de uñas quebradizas, que se parten con facilidad y presentan manchas blancas, y de un menor crecimiento del pelo.
- A menudo, los vegetarianos presentan más carencia de zinc que el resto, al igual que las personas mayores, que lo ingieren peor, y los hombres, que pierden 1 mg por eyaculación.
- El hierro, al igual que la aspirina, imposibilita la absorción del zinc. En cambio, el vino tinto la mejora. Por consiguiente, un complemento nutricional que aporte hierro + zinc es una auténtica aberración: ¡leamos con detención las etiquetas!
- Por el contrario, el zinc impide la sobreasimilación del hierro, algo positivo.

¡Atención!

- Hay que abandonar los suplementos de zinc durante una infección, pues es un extraordinario carburante para las bacterias, que se hacen con él antes que nuestro sistema inmunitario.
- No hay que superar la dosis de 150 mg de este elemento al día, ya que las sobredosis producen un efecto inverso: debilitan el sistema inmunitario. Para hacer el cálculo, hay que estar atento a la forma de zinc utilizada. Así, en 48 mg de citrato de zinc, hay 15 mg de zinc elemental y 33 mg de citrato.
- Un exceso de zinc conlleva un déficit en cobre y dificulta la actividad de la superóxido dismutasa (SOD).

Las fuentes naturales de zinc (mg-100 g)	
Ostras	16
Hígado (ternera y cerdo)	9
Germen de trigo	7
Pan integral	5
Anacardo tostado	5
Yema de huevo	4
Carne de buey	4
Copos de avena, cacahuetes	3

Conclusión

Todos los antioxidantes actúan en sinergia: cada uno se apoya en los demás para dar el máximo de sí. La SOD necesita manganeso, cobre y zinc para bloquear de entrada el proceso de los radicales. Luego, la catalasa ataca el hidrógeno peroxidado con la colaboración del magnesio. A continuación, la glutatión peroxidasa entra en juego y transforma el agua oxigenada en agua, antes de cruzarse en el camino del hierro o del cobre, lo que produciría un radical hidroxilo muy agresivo... Y todo ello gracias al selenio, que la ayuda a formarse para actuar. Las vitaminas A, C y E se regeneran entre sí...

En realidad existen muchas otras asociaciones benefactoras que aún se conocen poco. De modo que es muy importante tomar suplementos con una serie de antioxidantes.

Resumen

Clases	Substancias antioxidantes	Fuentes
Enzimas	SOD	Suplemento
	GPX	Suplemento
Hormonas	Estrógenos y fitoestrógenos	Soja
	Melatonina	Suplemento
Antioxidantes hidrosolubles	Vitamina C	Frutas y verduras, sobre todo cítricos, fresas, kiwi y col
	Glutatión	Suplemento
	Aminoácidos azufrados (taurina, cisteína)	Carne de animal, suplemento
Antioxidantes liposolubles	Vitamina E	Aceite de germen de trigo y otros aceites vegetales
	Betacaroteno	Frutas y verduras de vivos colores, en especial verdes o naranjas (calabaza, zanahoria, espinacas, pimiento), suplemento
	Licopeno	Frutas y verduras de vivos colores, en especial rojos (tomate, sandía), suplemento
	Luteína	Frutas y verduras de vivos colores, en especial rojos (tomate, sandía), luteína
	Zeaxantina	Maíz

	Coenzima Q10	Suplemento
	Ácido alfalipoico	Brécol, riñones, suplemento
Otros	Vitamina P, flavonoides (pigmentos de los vegetales)	Suplemento = vitamina C + flavonoides
	Taurina	Suplemento
	Cisteína	Suplemento
	Sulforafano	Col

Capítulo 4
Lo que los antioxidantes pueden hacer por nosotros

Estamos hechos de células.
 Los radicales libres atacan a las células.
 A todas las células.
 Cuesta poco, pues, comprender el entusiasmo que los antioxidantes despiertan en los científicos.
 Es una auténtica carrera contra reloj que se desarrolla constantemente en nuestro cuerpo.

La investigación no se detiene...

Desde hace más de veinte años, los científicos exploran el fascinante mundo de los antioxidantes. De entrada, han demostrado que el mecanismo del envejecimiento y el de muchas enfermedades tienen el mismo origen. Han sacado a la luz los estragos cometidos por unos enemigos públicos denominados «radicales libres», elementos químicos muy reactivos que nuestro propio cuerpo genera con el metabolismo del oxígeno. Han acosado a estos malhechores hasta cogerles en flagrante delito de saqueo del ADN, de las proteínas y los lípidos, sus blancos predilectos. Han explicado hasta qué punto estos ataques repetidos y cotidianos acaban por provocar alteraciones en nuestra estructura y son los responsables de algunas enfermedades. Ahora bien, cada vez que han tenido que lamentar algún desmán de los radicales libres, han descubierto que contra estos oxidantes existía un ejército de antioxidantes perfectamente organizado. Han distinguido lo que en el medio en el que vivimos, en la alimentación o en las prácticas cotidianas generaba más radicales libres y, por el contrario, lo que los combatía con más eficacia. Se han apasionado por la vitamina C, los carotenoides y el selenio, y han observado que tenían un potencial tal que podían prevenir un sinfín de patologías, incluyendo las más graves. Se han interesado luego por otras familias de compuestos, como los flavonoides, y casi siempre han llegado a las mismas conclusiones:

- Sea cual fuere el antioxidante considerado, casi siempre procede de un alimento (incluso los minerales, que circulan por el interior de los vegetales para llegar hasta nuestra boca);
- si se consumen grandes cantidades de alimentos reconocidos como protectores, se está mucho mejor resguardado contra la mayoría de enfermedades y se vive más tiempo que si no se consumen o se consumen pocos;
- si deseamos que las sustancias protectoras de los alimentos tengan aún más fuerza y acaben convirtiéndose incluso en terapéuticas –es decir, capaces de curar dolencias–, deberemos absorber más cantidades de ellas en forma de complementos nutricionales.

Según el profesor Anthony Diplock, del Centro Internacional de Investigación sobre los Antioxidantes GKT del Guy's Hospital de Londres, el abanico de pruebas que relacionan un importante consumo de antioxidantes y una buena salud es considerable y no cesa de aumentar. Muchísimos estudios de todo tipo avalan cada año las optimistas conclusiones respecto a los antioxidantes. Lo mismo ocurre con la inocuidad de estos productos: las investigaciones confirman también que los antioxidantes son sustancias naturales, totalmente seguras y sin efectos secundarios indeseados, siempre que su consumo se mantenga dentro de los límites razonables. Si se siguen las dosis aconsejadas en este libro, no se corre ningún riesgo, aparte del de aliviar los males que se han podido mostrar rebeldes ante cualquier otra medicación.

Un par de palabras sobre economía

Gracias a unos investigadores de espíritu prosaico se ha podido establecer el impacto económico de los suplementos antioxidantes. Las conclusiones del estudio Medicare, realizado en California, no sorprenderán a nadie: si los habitantes de este bello estado tomaran suplementos antioxidantes en dosis farmacológicas (más potentes que las dosis nutritivas, es decir, en altas dosis), las instancias federales registrarían un descenso de 300.000 días en las hospitalizaciones. Si bien es cierto que esta encuesta no se ha realizado en nuestro país, ¿tanta distancia existe entre nuestro propio organismo y el de nuestros amigos estadounidenses?

> **Nota importante**
>
> En muchos países, como Francia o España, hay profesionales que lo ignoran todo sobre el mundo de los antioxidantes y consideran que la vitamina C sólo es útil para escapar del escorbuto. El desconocimiento total del proceso de envejecimiento imputable a los radicales libres les hace refractarios a toda prescripción de suplementos antioxidantes. Por suerte, cada día son menos numerosos, pero queda mucho camino por recorrer... Si deseamos ponernos en manos de un médico «formado» en antioxidantes podemos consultar a un nutriterapeuta (especialista en nutrientes). Muchos médicos de cabecera, pediatras, ginecólogos o cardiólogos están familiarizados con estas nociones. Pidamos a nuestro farmacéutico o a nuestro médico de confianza que nos aconsejen direcciones que nos queden cerca.

La mayoría de los antioxidantes son verdaderos kamikazes. Se sacrifican para la supervivencia de la célula. Después de aparecer como escudos, se sitúan en el lugar de los radicales libres, dejándose oxidar en lugar de las células. Entonces se podría temer que el escudo destrozado se convirtiera en un oxidante, pero actúa la magia del sistema antioxidante en acción en nuestro organismo: otros antioxidantes se encargan de los «heridos» y los reciclan. Es el caso de la vitamina C, que recupera la vitamina E dañada, la limpia y la envía al circuito del ácido alfalipoico, el cual recupera a la vez la E y la C y actúa como ellas en un medio graso y acuoso.

Reglas de oro

- Si seguimos una terapia, no la interrumpamos nunca por iniciativa propia. Debemos consultar a un médico especialista en complementos nutricionales, a fin de que adapte las dosis y los suplementos a nuestras necesidades.
- Empezaremos siempre buscando los antioxidantes contenidos en la alimentación. Sería absurdo alimentarse de cualquier forma y, al mismo tiempo, tomar suplementos.
- Es mejor optar por una sinergia de antioxidantes que por una dosis extraordinaria de uno solo, algo que no tiene ningún sentido.
- Salvo indicación específica, los consejos en cuanto a suplementos que presentamos a continuación deben interpretarse «por día».

Algunas precisiones

- Encontraremos casi sistemáticamente determinados antioxidantes sea cual fuere la patología afectada. Es el caso, por ejemplo, de la vitamina C, ¡es normal!
- Cuando un producto compuesto que propone un fabricante nos parece que se ajusta perfectamente a las recomendaciones en nutriterapia, nosotros lo aconsejamos. Y eso con el único objetivo de evitar añadir un número excesivo de comprimidos o de cápsulas, en caso de que tengamos

que tomar distintas sustancias. En ningún caso imponemos marcas, y no tenemos acuerdos comerciales con ellas: se trata siempre de productos que consideramos de calidad.
- Los laboratorios que citamos son serios y sólo proponen productos de primer calidad, lo que explicaría en algún caso sus elevados precios. Compararemos lo que es comparable (dosis, calidad de las materias primas, etc.).
- Los precios señalados son a título puramente indicativo.
- Oxidantes como el glutatión son especialmente costosos. Es lógico que las fórmulas compuestas que lo contienen resulten caras. Nos esforzamos siempre en proponer una alternativa más económica. ¡Pero si aconsejamos los «extras» es por alguna razón!

¿Todo va bien? Perfecto. Mientras dure...

Si hemos llegado a esta altura del libro sabemos que nuestras defensas antioxidantes nos protegen permanentemente contra muchos daños. En la mayoría de los casos, gozamos de buena salud, es decir, que formamos parte del sector que no lo lleva tan mal... Pues para fortalecer la protección antioxidante y poner por nuestra parte todo lo posible para seguir en esta vía saludable, el consejo es tomar antioxidantes en pequeñas dosis, con el propósito de no mermar nuestro «capital» antioxidante personal, sobre todo en el caso de acumular factores de riesgo oxidante: estrés, medio ruidoso o contaminado, etc.

La observancia de un tratamiento médico

Segundo ejemplo: seguimos un tratamiento que toleramos más o menos bien. ¡Cuidado! Muchos medicamentos son devoradores de vitaminas, y algunos atacan gravemente las reservas de antioxidantes, ya sea impidiendo su asimilación, aumentando la eliminación o bien interfiriendo en su actuación. Normalmente, con la edad, se toman más medicamentos y uno se enfrenta a los radicales libres con un sistema antioxidante menos eficiente.

> **Productos aconsejados**
>
> Si se sigue una terapia a largo plazo, es recomendable consultar a un nutriterapeuta, a fin de tomar un suplemento adaptado, que permitirá minimizar los efectos secundarios de los medicamentos. En general, todos los «antialgo» son sospechosos. Antibióticos, antiinflamatorios, antihipertensores, antiepilépticos... No hay que tomar este consejo a la ligera, pues las repercusiones de un déficit pueden llegar a ser graves.

En definitiva, hemos enumerado los casos en que los antioxidantes pueden resultar útiles, incluso indispensables. No hay que dejarse desalentar por una serie de términos técnicos que en alguna ocasión nos hemos visto obligados a dejar de lado. Nuestro objetivo era el de explicar con la máxima claridad posible la función de todas estas sustancias en nuestro maravilloso y complejo organismo.

El alcoholismo

A nadie debe extrañar que un tóxico tan fuerte como el alcohol desencadene la multiplicación de radicales libres. En efecto, a pesar de que durante mucho tiempo hemos creído que la mala salud de los alcohólicos se debía básicamente a un desequilibrio alimentario, por lo que parece, el proceso oxidativo es aún más nefasto que la desnutrición. De todas formas, las dos circunstancias van ligadas. Aparte de la vitamina B_1, que les falta a los alcohólicos, son el selenio y el glutatión los que pagan el tributo más alto en el clan de los antioxidantes (el primero en su protección del segundo). No obstante, sus índices suben de forma significativa en cuanto la persona deja totalmente la bebida durante dos semanas. Esto demuestra que el alcohol «consume» uno y otro, y que estos antioxidantes no están disponibles para «trabajar» en otra parte. Hay que tener en cuenta que el glutatión combate las enfermedades del hígado y recicla los demás antioxidantes (las vitaminas C y E).

Los elementos de suplementación

La suplementación tiene como objetivo proteger el hígado y el corazón. Aparte de los antioxidantes citados anteriormente, pueden proponerse otros:

- Los carotenoides.
- La taurina y el magnesio.
- La carnosina, que reduce los daños que provocan los azúcares del alcohol en las proteínas. Esto disminuye el riesgo de ataques cardíacos.
- Las vitaminas B_2 y B_9 combaten al cáncer de esófago (cuando el alcohol destruye precisamente la vitamina B_2).
- El zinc.
- La cisteína y las vitamina C y B.
- La vitamina E.
- El kudzu o kuzu *(Pueraria lobata)*, una planta (no antioxidante) que ayuda a deshabituarse (cura de desintoxicación).

Producto aconsejado

Carnosina

En dosis de 250 mg (pedir que la preparen en la farmacia) 2 cápsulas por la mañana y 2 por la noche

La alergia

En el capítulo de los antioxidantes hemos visto que la quercetina es un flavonoide útil en caso de alergia. Su capacidad alérgica es tal que impide pura y simplemente la producción de histamina –la sustancia que desencadena las alergias– por parte del cuerpo y altera la de los leucotrienos (ver «Asma»). Es también un antiinflamatorio de gran efecto (en una reacción alérgica siempre hay una inflamación).

La vitamina C natural –es decir, acompañada de sus bioflavonoides– continúa siendo un gran clásico en la suplementación antialérgica, pues evita la liberación de la histamina. Esta sustancia que emite el cuerpo en presencia de un alérgeno mantiene la reacción alérgica. Muchos medicamentos contra la alergia son antihistamínicos.

Entre los elementos de suplementación hay que citar:

- la vitamina C natural + los bioflavonoides;
- la cúrcuma y los flavonoides, que tienen una acción antiinflamatoria;
- los carotenoides como el betacaroteno y la cantaxantina, que previenen las alergias al sol y protegen la piel contra los UV;
- el picnogenol, que aumenta la absorción y la eficacia de la vitamina C, es antihistamínico, y antiinflamatorio en dosis elevadas, y aumenta la resistencia de los vasos sanguíneos;
- el zinc, el selenio y el magnesio;
- las vitaminas B_6 y B_{12};
- el manganeso, que inhibe la secreción de histamina;
- el ginkgo y la bromelaína de la piña, que se oponen a la inflamación.

¡Atención!

Se aconseja suprimir el consumo de todos los productos lácteos, así como el de cereales. Son productos susceptibles de agravar la reacción alérgica. En cambio, se recomienda ingerir el máximo de frutas y verduras frescas, al menos una tercera parte en crudo (recordemos que debería tomarse, como mínimo, fruta y/o verdura fresca en cada comida).

La andropausia (los problemas de próstata)

Los médicos aún no se han puesto de acuerdo sobre este punto: ¿existe o no la andropausia? Dejemos el debate a los especialistas y centrémonos en el sentido común. Los hombres envejecen, igual que las mujeres, y algunos órganos o funciones específicamente masculinos son el blanco de los radicales libres. ¡Protejamos a nuestros hombres!

Un ligero problema de próstata...

Aparte de las cuestiones de estado de ánimo, de sofocos, tendencias a la diabetes o «bajones de ánimo» unisexo, los hombres viven unos problemas que sólo les atañen a ellos: terminan por no orinar como querrían. Dicho de otra forma, tienen un ligero problema de próstata.

Pare determinar su estado de salud prostática, pueden empezar por responder a las siete preguntas del cuadro de la página siguiente.

En la primera pregunta, por ejemplo, si ha tenido dos veces la sensación de no haber vaciado por completo la vejiga, marque «2». Así se obtendrá una cantidad por pregunta. Luego, sume estas cantidades y obtendrá su resultado personal:

- **De 0 a 7.** Ningún problema.
- **De 8 a 19.** Se encuentra en pleno problema. Efectivamente, presenta una hipertrofia de próstata benigna. Ha llega-

Durante el último mes, ¿cuántas veces...

1. Ha tenido la impresión que su vejiga no se vaciaba del todo al acabar de orinar?	1 2 3 4 5
2. Ha constatado un chorro débil?	1 2 3 4 5
3. Ha tenido que «empujar»?	1 2 3 4 5
4. Ha vuelto a tener que orinar cuando aún no habían pasado dos horas?	1 2 3 4 5
5. Se ha parado y ha empezado de nuevo a orinar en cada «sesión»?	1 2 3 4 5
6. Se ha levantado todas las noches para orinar?	1 2 3 4 5
7. Ha tenido problemas de espera antes de orinar?	1 2 3 4 5

do el momento de tomar medidas, pues los síntomas pueden agravarse con rapidez.
- **20 o más.** Se encuentra en un estadio que exige una operación quirúrgica urgente.

¿Qué relación? ¡Sexual!

Otro punto ineludible: con la edad, se tienen las mismas ganas de..., pero la máquina no funciona con la misma facilidad. Hay que recordar que no hay nada ineluctable y que la impotencia se debe en un 40% a la fatiga o al estrés, en un 20% a los problemas emocionales y en un 40% a alteraciones funcionales. Y además, por lo que se refiere a estos últimos, no hay nada perdido, ni muchísimo menos. En efecto, los síntomas (descenso de la libido, problemas de eyaculación, disminución del volumen de ésta, baja frecuencia de las relaciones sexuales) tienen orígenes distintos. Están imbricados en mayor o menor medida los factores neurológicos, los relativos a los tejidos orgánicos, los vasculares, los psicológicos y, por supuesto, los hormonales. Los (ex) fumadores, los diabéticos, los enfermos cardíacos y quienes tienen un exceso de grasa en la sangre están especialmente predispuestos a ello. Y como telón de fondo, como siempre, los radicales libres, que atacan al organismo entero y con él a la frágil sexualidad.

Evidentemente, no vamos a obtener con una suplementación antioxidante el efecto espectacular que se constata con ciertos medicamentos. Pero los riesgos también son mucho menores, ya que los antioxidantes no presentan efectos secundarios. Por otra parte, los medicamentos clásicos sólo funcionan cuando se manifiesta el deseo. Resulta que este último es más que frágil, y que los suplementos que proponemos aquí son mucho más interesantes, puesto que aumentan la libido y la energía vital. ¿Puede pedirse más?

Los elementos de suplementación

- Las vitaminas E y C participan activamente en la vitalidad.
- Sin zinc, no hay fabricación de hormonas sexuales...
- Los aminoácidos, como la L-fenilalanina y la L-tirosina, estimulan la secreción de hormonas del crecimiento (producidas por la hipófisis) y de la tiroxina (producida por la tiroides), y ambas aumentan la secreción de hormonas sexuales. Se toman de 500 a 1.000 mg diarios en ayunas. ¡Atención! Se trata de una suplementación desaconsejada para quienes sufren hipertensión arterial.
- El licopeno protege la próstata.
- Puede proponerse un tratamiento hormonal sustitutivo natural a los hombres, exactamente igual como se hace con las mujeres. Algunos médicos lo rechazan, argumentando que se trata de una invención de «márketing» y que la andropausia no existe. Malas lenguas afirman que estos médicos en general rechazan la idea de envejecer. Lo que sí es seguro es que los pacientes que lo necesitan sacan mucho partido de una suplementación adaptada, hasta el punto de que en alguna ocasión les cambia totalmente la vida. Puede consultarse a un endocrinólogo que conozca este tipo de suplementos. A través de unos análisis, determinará nuestras deficiencias en testosterona, hormonas

tiroideas y DHEA. Un tratamiento que reequilibre nuestro sistema hormonal puede cambiar nuestra vida, ¡no pasemos de largo! En cambio, está totalmente desaconsejado lanzarse en solitario a los suplementos hormonales, además de que para muchas personas podría resultar inútil.

Productos aconsejados

Próstata

Prostata Support, Wyeth Farma S. A., división Solgar España.

Zinc, selenio, licopeno, betacaroteno, vitaminas E y C, riboflavina, isoflavonas de soja, plantas (calabaza, palma enana, ciruelo africano, ortiga)
2 cápsulas al día

Sexualidad

Tigra (Forte Pharma)

Vitamina B_3, zinc, vitaminas E y B_1, OPC, arginina, ginseng, jengibre, cola. En dosis de 3 cápsulas al día durante 10 días y luego 2 al día durante 10 días.

Hay que comer manzanas

Sabemos que el consumo de fruta, verdura y cereales siempre va asociado a una correcta densidad ósea, mientras que el abuso de productos derivados de los animales y la bollería producen el efecto inverso. Estos fenómenos se acusan más en los hombres que en las mujeres.

Las articulaciones y los huesos

La artritis es una inflamación aguda o crónica de las articulaciones, y puede producirse a cualquier edad. En la artrosis, la patología está afianzada y las articulaciones están claramente deterioradas (a menudo a raíz de la artritis). Todos los antioxidantes trabajan contra la degradación de nuestro armazón.

Los elementos de la suplementación

- El selenio disminuye en gran medida los dolores articulares y desbloquea las articulaciones.
- Las vitaminas E y A –así como la provitamina A (betacaroteno)– combaten la inflamación.
- La vitamina C natural (+ flavonoides) participa en la solidez de la trama ósea y lucha contra la degeneración del esqueleto y de las articulaciones. Es útil contra la artrosis siempre que se tome en altas dosis (como mínimo 2 g al día).
- La cúrcuma y los flavonoides son antiinflamatorios.
- Las isoflavonas protegen contra las enfermedades degenerativas.
- Los omega 3 son importantes antiinflamatorios (¡aunque no sean antioxidantes!).
- La papaya fermentada.

Productos aconsejado

(Se toma del 1 de enero al 31 de diciembre, y no sólo en caso de dolor)

Bio-Antioxidante (Pharma Nord)
1 comprimido al día

El caso específico de la poliartritis reumatoide

La poliartritis reumatoide es un «superreumatismo» inflamatorio tan doloroso que es capaz de imposibilitar los gestos de la vida cotidiana. En Francia, por ejemplo, 500.000 personas, preferentemente mujeres, padecen esta enfermedad, por lo que es lógico intentar aliviar sus síntomas por todos los medios. Se trata de una afección de orígenes múltiples que, dada la inflamación que la acompaña, puede calmarse –aunque sea parcialmente– con antioxidantes.

La poliartritis reumatoide, como su nombre indica, afecta a distintas articulaciones. Teniendo en cuenta que el cuerpo cuenta con 206 huesos unidos por más de 100 articulaciones, el número de puntos de dolor puede hacer insoportable esta dolencia. En esta afección, la cápsula que acoge el hueso y la articulación, la que les permite desplazarse para crear el movimiento, se convierte en el centro de la reacción inflamatoria. Ésta se produce sin una razón aparente. No vamos a entrar en detalles, pero los radicales libres ejercen siempre su función en la inflamación.

Un estudio realizado en Finlandia con 1.419 adultos demostraba que cuanto más débil es el nivel de antioxidantes, mayor es el riesgo de desarrollar una poliartritis. Otro estudio, estadounidense en este caso, precisaba que unos bajos niveles podían ser presagio de la enfermedad, incluso hasta quince años antes de que aparecieran los primeros síntomas. Dicho de otra forma, si tenemos la impresión de que todo funciona, pero nuestros análisis de sangre muestran un índice bajo de antioxidantes, tenemos grandes posibilidades de desarrollar una poliartritis reumatoide... ¡hasta quince años más tarde!

Dado que la vitamina E está reconocida como una de las sustancias más activas, hacia ella se han centrado los suplementos. En una investigación llevada a cabo con el máximo rigor se demostró que la vitamina E, en dosis de 400 mg al día, es tan eficaz como los medicamentos clásicos prescritos para el caso y, además, sin efectos secundarios. Es decir, que el dolor había disminuido claramente. De todas formas, cuando se utiliza sola, no deben esperarse milagros de ella. En cambio, acompañada de ácidos grasos omega 3, los resultados son espectaculares.

¡Atención!

Se aconseja suprimir el consumo de productos lácteos y de cereales. Estos alimentos son responsables de unas «sobrecargas» difíciles de eliminar por parte del cuerpo. Se recomienda, en cambio, hacer ejercicio físico regular en la medida de las posibilidades de cada persona.

El asma

En Francia hay tres millones de personas asmáticas, y entre ellas, un millón de niños; en España, las cifras son muy parecidas. La contaminación atmosférica no arregla la situación, antes bien la convierte en un grave problema. A pesar de que algunas leyes se hayan ocupado del caso y de que el nivel de algunos contaminantes ha bajado efectivamente (humos negros), otros elementos han tomado el relevo (ozono, óxido de nitrógeno, partículas). La contaminación atmosférica actual podría decirse que es peor, pues es invisible o casi. Los controles diarios, que se llevan a cabo tan sólo para el nitrógeno, han demostrado que los límites establecidos por las directrices de la OMS se superan con regularidad en la mayor parte de Europa. Una contaminación que nos hace arrugar la nariz de asco, pero que quienes la sufren de verdad son nuestros pulmones. Para protegerse, estos órganos movilizan el líquido en el que sumergen sus alvéolos: glutatión, ácido úrico, vitaminas C y E. Cuando estas defensas quedan desbordadas, aparece el ataque de asma.

Por su función y estructura, el pulmón es especialmente susceptible de sufrir la contaminación del aire. Muchos contaminantes, entre ellos el ozono, son potentes oxidantes. Si no se hace nada para combatirlos, oxidan las proteínas y los lípidos de las células pulmonares y perjudican la integridad de sus funciones. Es básico que el organismo esté provisto de antioxidantes para enfrentarse a ellos. Hace años que se sabe que la vitamina C atenúa la constricción de los bronquios provocada por determinados contaminantes: se trata de una información básica para los asmáticos.

Pero existen otros informes que demuestran que los antioxidantes (y en concreto, la vitamina C) son esenciales para conservar una función pulmonar normal. De modo que, los asmáticos y los que no lo son verán que es indispensable un buen nivel de antioxidantes. Muchos equipos científicos han observado que un consumo reducido de fruta y verdura (¡siempre topamos con ellas!) puede llevar a un funcionamiento débil de los pulmones. Por otra parte, la vitamina C reduce la actividad bronquial tanto en las personas asmáticas como en las que no lo son.

El efecto pantalla

No conocemos con exactitud todos los medios por los que los antioxidantes protegen los pulmones, pero en todo caso uno sí está identificado. Este órgano está recubierto por una fina capa de fluido, denominado «fluido de la membrana epitelial». Al parecer, cuantos más antioxidantes contenga (sobre todo vitamina C), más consigue eliminar el veneno que se inspira (como el ozono), incluso antes de que penetre en el pulmón. Es un verdadero efecto pantalla, aunque otros mecanismos protectores trabajen también en este sentido. Los investigadores precisan asimismo que, en los asmáticos, el contenido de vitamina C en este fluido es bajo. Los pulmones, de los asmáticos y de los que no lo son, terminan por perder su vitamina C ante los repetidos ataques de los contaminantes. Por lo tanto, hay que renovar con regularidad las pilas de antioxidantes, sobre todo quienes vivan en zonas contaminadas o trabajen en un entorno lleno de humo.

Los elementos de suplementación

- Las vitaminas C y E, los carotenoides, los flavonoides, el magnesio y el selenio han demostrado en repetidas ocasiones que son guardianes de los pulmones. Uno de los estudios que lo demuestra, presentado en un congreso internacional organizado por la Asociación Estadounidense del Pulmón, precisa que un suplemento en vitaminas C y E disminuye la sensibilidad de los asmáticos respecto a la contaminación del aire.

- También han demostrado sus propiedades los ácidos grasos omega 3 a través de su efecto antiinflamatorio.
- Vamos a plantearnos el caso de la quercitina. En un ataque asmático, el cuerpo libera leucotrienos, sustancias mucho más violentas que la histamina, responsables de las «superalergias». El antioxidante capaz de neutralizar esta oleada es la quercetina, utilizada ya con éxito en alergias «clásicas».
- El trío formado por la L-glutamina, los lactofermentos y los omega es antiinflamatorio y mejora la eficacia de la barrera intestinal. Se trata de una función esencial.

¿Respirar bien para vivir más tiempo?

Un consumo insuficiente de antioxidantes, y en especial de vitamina C, está ligado a una capacidad pulmonar mediocre. Cuanta más vitamina C se toma, más mejora la capacidad pulmonar. Esta información tiene una gran importancia, pues el criterio se relaciona estrechamente con el riesgo de mortalidad en los ancianos. Dicho de otra forma, para evaluar la vitalidad de una persona, entre otros factores se calcula su capacidad pulmonar. El Gobierno de Estados Unidos llevó a cabo un estudio, entre 1971 y 1984, en el que participaron 14.407 adultos de entre 25 y 74 años. Concluyó que las personas que tomaban suplementos de vitamina C, además de seguir una alimentación rica en vitaminas, registraron una disminución de un 23% en la mortalidad (35% los hombres, 10% las mujeres) respecto a las que no tomaban suplementos (ya siguieran una dieta rica en vitaminas o no).

La audición (protección del oído)

Entre las tribus que viven fuera del alcance del progreso, la agudeza auditiva de los ancianos es igual que la de los jóvenes.

Por aquellas tierras, no hay clubes, ni cláxones, ni *MP3* que ataquen las frágiles membranas del tímpano. Por consiguiente, el ruido es la principal causa del envejecimiento sonoro, pues nos «oxida» el oído. Y ya que cada vez vivimos más años, la exposición al ruido, más prolongada año a año, acaba con el delicado sistema auditivo que tendríamos que proteger desde la más tierna edad.

Tengamos en cuenta que, en nuestra sociedad, la comunicación oral ha arrebatado el lugar a la escrita. No oír significa estar «fuera del mundo». Y nuestros mayores son los primeros afectados. Según una encuesta del Inserm (Instituto Nacional de Sanidad e Investigación Médica) francés, entre la población de 60 años o más, sólo una de cada tres personas oye bien, un 40% se queja de una ligera molestia y el 30% sufre sordera real. El mundo del silencio sólo atrae a los submarinistas. Para el resto, para los que ven circular los sonidos pero no consiguen captarlos, empieza la carrera contra el envejecimiento auditivo. Los antioxidantes no prometen milagros, pero pueden evitar una debilitación auditiva excesivamente rápida, ya que el oído, como el resto de los órganos, puede protegerse contra el envejecimiento acelerado. Y como es habitual, cuanto menos se espera, mejores son los resultados.

Huelga de decibelios: reconocer los avisos previos

En general, existen dos tipos de sordera. Los problemas de transmisión, las trabas ante el paso de las ondas sonoras, se deben a una deficiencia mecánica de los órganos auditivos, y son competencia de la cirugía. Sólo pueden prevenirse las sorderas de percepción, mucho más frecuentes. Conciernen a las células ciliadas que transmiten (mal) el influjo nervioso al nervio auditivo. En realidad, es el cerebro el que percibe menos sonidos, las frases quedan entrecortadas y se enriquecen los «blancos» mientras se resitúan los mecanismos de comprensión: se aguza la vigilancia, la persona se aísla para hablar por teléfono, el recuerdo reconstituye las palabras que faltan. Se acaba oyendo peor y luego nada. El resentimiento llega a ser algo característico: «No soy sordo, eres tú quien habla bajo» y otros reproches sin fundamento se convierten en habituales.

Antioxidantes para nuestros tímpanos: un cúmulo de beneficios

Sigamos sistemáticamente el reflejo de proteger nuestros oídos en caso de encontrarnos en un ambiente ruidoso. Una caja de tapones para los oídos puede resultar utilísima en los transportes públicos (en avión, por ejemplo) o cuando a nuestro vecino le dé por hacer bricolaje. Una suplementación de antioxidantes reforzará esta protección contra el ruido. No podríamos olvidar aquí el magnesio, el mejor protector auditivo conocido hasta la fecha. Un déficit de magnesio provoca y/o agrava las deficiencias de percepción. Incluso en caso de que intervengan otros factores (problemas de circulación, medicamentos tóxicos para el oído, etc.), el magnesio puede limitar el deterioro. Cuanto mayor es la exposición al ruido o a la intensidad de éste, más magnesio hace falta. Se recomienda también siempre la vitamina E. Por fin, el ácido alfalipoico ha demostrado sus virtudes a la hora de solucionar algunas pérdidas auditivas inducidas por los antibióticos (la gentamicina, de la familia de los antibióticos aminoglucósidos, muy utilizados para tratar las infecciones de la córnea y del sistema urinario). Y por último, aunque no por ello menos importante, el ginkgo biloba continúa siendo un valor seguro para la mejora de los defectos de audición debidos al envejecimiento y de los zumbidos del oído. Lo que demuestra que el elemento circulatorio tiene su importancia en la salud de éste.

Lo que ensordece

Es importante obtener un diagnóstico sobre nuestros defectos de audición para constatar que no tienen un origen orgánico, pues en este caso la suplementación sería inútil y el daño avanzaría inexorablemente. Si el otorrino nos dice que «es la edad» y que «hay que acostumbrarse», podemos esperar una mejora del déficit auditivo con una suplementación adaptada y correctamente dosificada.

Los elementos de suplementación

Un complejo vitamínico clásico es del todo insuficiente para solucionar el problema. Las dosis diarias aconsejadas son de:

- 800 UI de vitamina E (¡natural!).
- 25 mg de ácido alfalipoico (puede aumentarse la dosis hasta 400 mg).
- De 15 a 35 mg de vinpocetina.
- De 200 a 400 mg de magnesio.
- Son suficientes los complejos de vitamina B «clásicos».
- En cuanto al ginkgo, nos conformaremos con las dosis recomendadas por el fabricante.

¡Atención! El magnesio, la taurina y la vitamina B_6 se alían para lo mejor, jamás para lo peor. Si falta uno de los componentes, los otros no se asimilarán bien.

El cáncer

La mayor parte de los cánceres no son congénitos, sino que dependen de nuestro sistema de vida. Si bien el número de estudios que relacionan los antioxidantes con el cáncer es limitado, los datos epidemiológicos de que disponemos indican que un nivel bajo de antioxidantes aumenta el riesgo de desarrollar un cáncer. También sabemos que la exposición a los elementos tóxicos conlleva un aumento del índice de radicales libres y de la probabilidad de que aparezca un cáncer.

Según los cánceres, determinados antioxidantes protegen mejor que otros. Por ejemplo, al parecer, la vitamina C se ocupa de la integridad del estómago, la vitamina E y la salud del colon van a la par, etc. En el marco de enfermedades tan complejas, sería ridículo no poner en primer lugar un elemento de protección absoluto. La mejor táctica contra el cáncer es la seguir los diez mandamientos que se resumen en la página 167 y la de «rodearse» de una protección antioxidante general.

Algunas cifras que nos harán reflexionar

- El profesor Peto, especialista en epidemiología, estima que entre un 35 y un 55% de los cánceres están relacionados con la alimentación, y un 30% con el tabaco.
- Tres piezas de fruta y dos raciones de verdura fresca al día reducen como mínimo en un 30% el riesgo de desarrollar un cáncer.
- Siete de cada diez cánceres se podrían haber evitado.

Todos los antioxidantes que presentamos a continuación han demostrado virtudes específicas en distintos estadios de la enfermedad

- Los fitoestrógenos. Útiles, en dosis muy elevadas, contra los cánceres hormonodependientes (mama, útero, próstata). Estas sustancias tienen una doble función: hormonal y antioxidante.
- Los ácidos grasos EPA/DHA. Están presentes en los aceites de pescado. Sus propiedades no se centran sólo en la lucha contra los radicales libres, aunque la emprendan con brío.
- La cisteína y la cistina. Estos dos aminoácidos permiten la fabricación de antioxidantes internos.
- El ácido alfalipoico. Controla la regulación del «buen funcionamiento» de los genes, protege el ADN contra los radicales libres inductores de cáncer y repara el ADN oxidado.
- El selenio. Refuerza todas las propiedades antioxidantes, mejora la inmunidad y protege contra los metales pesados (cadmio, plomo, aluminio, mercurio...). Ha sido objeto de estudios de gran importancia en el campo de la oncología,

- La vitamina E. Resulta útil en todos los casos. Un uso muy poco conocido: aplicada a las mucosas (sobre todo en la boca) alivia casi sistemáticamente las inflamaciones producidas por las sesiones de quimioterapia.

> **¡Atención!**
>
> La carencia de vitamina E es un factor de riesgo de cáncer. Cuando las grasas se oxidan, se forma un derivado mutágeno denominado MDA, que se fija en los genes. Por consiguiente, la oxidación de las grasas aumenta en gran medida el riesgo de cáncer. Un estudio de intervención demostró que una suplementación en vitamina E (en dosis elevadas) reducía a la mitad el riesgo de cáncer de orofaringe. De todas formas, el mecanismo protector es sin duda idéntico para otros muchos cánceres.

- Los carotenoides protegen contra los siguientes cánceres (en orden decreciente): pulmón, cuello del útero, faringe, esófago, estómago, próstata, vejiga, mama, colon y recto. En los enfermos, los índices de betacaroteno y de vitaminas antioxidantes son más elevados en las personas que van a sobrevivir que en las que fallecerán.
- El betacaroteno. Estudiado especialmente contra los cánceres de pulmón, de estómago y de mama. Protege la piel contra los rayos UV.
- El licopeno. Ha demostrado sus virtudes en la prevención de los cánceres de mama y próstata (- 45% de riesgo), pulmón, endometrio y colon. Con la edad, debe tomarse mayor cantidad, pues el descenso de las secreciones ácidas del estómago reduce su absorción.
- La vitamina C. Bloquea la formación de nitrosaminas cancerígenas en el estómago. Protege contra los cánceres del aparato digestivo, la boca, la faringe, el estómago, el colon, el recto, el páncreas, el pulmón y el cuello del útero.

- La carnosina. Protege los aminoácidos, así como el envoltorio de las células y de los genes.
- El resveratrol. Es anticancerígeno en tres fases cruciales (el inicio, el desarrollo y la generalización).
- La SOD. Combate los efectos secundarios de la radioterapia.
- El glutatión. Se toma como preventivo o después de la radioterapia. (¡Atención! Es indispensable para reciclar los demás antioxidantes. Pocas son las fórmulas que el cuerpo asimila correctamente.)
- La coenzima Q10. Protege el corazón contra la toxicidad de los productos químicos de la quimioterapia.
- Las vitaminas A y E. Combaten la toxicidad de uno de los medicamentos anticancerígenos (la adriamicina).
- Los ácidos grasos omega 3.

Y también...

- Todos los antioxidantes alivian algunos efectos secundarios que, normalmente, se asocian a los tratamientos contra el cáncer, y todos mejoran su eficacia.
- El cartílago de tiburón evita el avance y la expansión de las metástasis.

Naturalmente, no hemos presentado más que unos ejemplos. Hay que estudiar la suplementación caso por caso con la ayuda de un médico nutriterapeuta.

¡Atención!

- No hay que tomar nunca antioxidantes mientras se sigue el tratamiento de quimioterapia o radioterapia, sino antes y después.
- En caso de cáncer declarado, no debe tomarse hierro, cobre o zinc. Se han dedicado más de 250 estudios al vínculo existente entre frutas y verduras y el cáncer, y un 80% de ellos ha demostrado el efecto protector de estos

alimentos ricos en antioxidantes. Los primeros resultados del estudio EPIC (European Prospective Investigation into Cancer and Nutrition), iniciado en 1991, en el que intervinieron más de 500.000 personas, confirman dicho efecto protector. La incidencia de cánceres del tracto aerodigestivo se habría reducido en un 50% con un consumo diario de 500 g o más de fruta y verdura. Según este mismo estudio, el riesgo de cáncer de colon disminuye significativamente entre los amantes del pescado, y en cambio aumenta entre quienes consumen grandes cantidades de embutidos.

¡Los antioxidantes tienen futuro!

Se ha constatado que, quince años antes de la aparición de un cáncer, los niveles de antioxidantes ya se habían reducido.
(Según un estudio llevado a cabo entre 87.000 enfermeras)

Protección contra el cáncer por medio de la fruta y la verdura

Cáncer	Estudios positivos
Pulmón	24/25
Mama (hormonal)	8/14
Ovario/endometrio (hormonal)	3/4
Próstata (hormonal)	4/14
Oral	9/9
Laringe	4/4
Esófago	15/16
Estómago	17/19
Páncreas	9/11
Cuello del útero	7/8
Colorrectal	20/35

Para comprender mejor el cuadro: por ejemplo, en 25 estudios sobre la evaluación de la protección aportada por la fruta y la verdura frente al cáncer de pulmón, 24 respondieron «sí» y hubo una sola respuesta «neutra» o «negativa».

Código de conducta contra el cáncer

El Código Europeo contra el Cáncer (CECC) tiene por objeto reducir día a día el número de cánceres. Algunos pueden evitarse con simples actitudes. He aquí los diez mandamientos:

1. No fumar, no ahumar a los demás. El tabaco, calificado por algunos de «Chernóbil portátil», es el responsable directo del cáncer de pulmón e indirecto de muchas enfermedades.
2. Moderar el consumo de alcohol. El alcohol es una verdadera «bomba de relojería» por lo que se refiere a cánceres, en especial porque su consumo se asocia al del tabaco. Tabaco + alcohol = multiplicación por 43 del riesgo de desarrollar un cáncer de garganta, y por 135 de que sea en las vías nasales.
3. Mejorar la alimentación.
4. Evitar engordar. Es necesario aumentar la actividad física y limitar el consumo de materias grasas.
5. Evitar la exposición al sol. Cuidado con las insolaciones desde la infancia.
6. Aplicar de manera estricta las normas destinadas a impedir la exposición a las sustancias cancerígenas (sobre todo profesional).
7. Consultar si se tiene algún bulto, dolores que no remiten (sobre todo en la boca), excrecencias o verrugas que cambian de aspecto, o bien si surgen sangrados anormales. Las revisiones permiten curar muchos cánceres.
8. Consultar en caso de problemas de salud persistentes: tos que no cede, afonía, problemas intestinales o urinarios que se repiten, pérdida de peso sin explicación.
9. Hacerse frotis (examen para descartar un cáncer de cuello de útero) regularmente.
10. Palparse los senos con regularidad. Las mujeres de más de 50 años deben participar en programas de detección de cáncer de mama por medio de mamografías.

El cerebro y sus enfermedades neurológicas (Parkinson, Alzheimer), depresión

Esta suplementación concierne básicamente a las personas mayores, pues en su mayoría sufren déficits de la mayor parte de vitaminas. Incluso los que no tienen mucha importancia pueden desembocar en problemas. Además de los antioxidantes, vale la pena suministrar nutrientes específicos para el buen funcionamiento del cerebro.

A partir de los 60 años de edad, se aconsejan los suplementos para conservar el buen funcionamiento del cerebro. ¿Su objetivo? Luchar contra los problemas cognoscitivos, conservar la memoria, retrasar la aparición de enfermedades degenerativas (como la demencia y la enfermedad de Alzheimer) y frenar su desarrollo llegado el caso.

En el dédalo de los recuerdos

Los problemas de memoria constituyen la primera señal de «disminución» en las funciones cerebrales. A menudo, son lo que lleva a los enfermos a la consulta, o a sus familiares, inquietos, con razón. Para comprender mejor la implicación de los radicales libres en estos daños, hace falta sumergirse en el propio cerebro.

Todos los trabajos realizados sobre el tema «antioxidantes y capacidades cognitivas» llegan a las mismas conclusiones: cuanto mayor es el índice de antioxidantes, mejor es la salud cerebral. Los investigadores han evaluado por medio de pruebas la memoria de amplios grupos de personas mayores. No les ha sorprendido constatar que las que consumían más betacaroteno, vitaminas C y E, zinc, etc. presentaban mejores resultados. ¡Incluso la sangre nos da grandes pistas!

A raíz de unos análisis sanguíneos realizados a más de 5.000 personas de más de 60 años, los científicos corroboraron los primeros resultados: cuanto mayor era el índice sanguíneo de antioxidantes (sobre todo de vitamina E), mejor memoria conservaban las personas. Otro estudio, en esta ocasión sobre la

> **Las funciones cognoscitivas en el centro de la vida cotidiana**
>
> Detrás del término «cognoscitivo» se esconden los pequeños gestos de nuestra vida cotidiana, puesto que la palabra abarca todo lo que tiene que ver con el conocimiento: su génesis, su reminiscencia, su empleo, sus apoyos, su transmisión. La cognición es el centro de los conocimientos y de los fenómenos cognoscitivos de percepción, reconocimiento, vigilancia, memorización, lectura, escritura, etc. Su responsable es el sistema nervioso central.

suplementación, arrojó datos parecidos, aunque añadió una información. Se hizo un seguimiento durante tres años a 6.000 personas de entre 65 y 102 años. Entre éstas, las que tomaban una dosis alta de vitamina E (alrededor de 300 UI) se sentían muy orgullosas de su memoria y de su estado cognoscitivo. Para terminar, un estudio llevado a cabo con 3.385 estadounidenses concluía que, con la toma de suplementos de vitaminas C y E, se reduce en un 88% el riesgo de sufrir demencia de origen vascular.

Sería inútil seguir, ya que los datos podrían llegar a aburrirnos. Esta pequeña enumeración demuestra que los beneficios de una suplementación no son quimeras...

Los elementos de suplementación

El cerebro es un órgano extraordinario y, como tal, tiene que beneficiarse de una protección interna eficiente. Se caracteriza por su consumo de energía y oxígeno, por tanto, es más susceptible de sufrir los ataques de los radicales libres que otros órganos.

- La coenzima Q10 es uno de los grandes defensores del cerebro, así como del corazón. Resulta indispensable para el trabajo y la regeneración de aquél y se sitúa como primera protectora de las enfermedades neurológicas debidas al envejecimiento. Es la bujía que permite el funcionamiento del motor: autoriza la actividad de las mitocondrias, las minicentrales de energía presentes en cada célula y en cada neurona. Si las mitocondrias hacen huelga, la provisión de energía se detiene.

- Los ácidos grasos omega 3, que fluidifican la sangre, son muy recomendables para quienes no consuman pescado graso como mínimo dos veces por semana.
- Al mejorar la microcirculación cerebral, los ginkgólidos –obtenidos del ginkgo– combaten el envejecimiento cerebral y la degeneración del cerebro (Alzheimer).
- Las vitaminas B_6, B_9 y B_{12} transportan los nutrientes hasta las neuronas. A lo largo de los años, sin embargo, se reduce el flujo sanguíneo y el cerebro recibe menos provisión. Por ello es muy importante no presentar carencias de estos «transportadores».
- En diferentes estudios se ha demostrado que las vitaminas C y E protegen contra la demencia y la enfermedad de Parkinson, y también que mejoran las funciones cerebrales en la vejez. La primera ejerce una función protectora importante en caso de estrés mental. Los déficits de vitamina E siempre se relacionan con problemas de memoria.
- Los minerales (zinc, magnesio, selenio) son esenciales para el buen funcionamiento cerebral, ¡y casi todos sufrimos déficit!
- El ácido alfalipoico mejora los síntomas de la neuropatía diabética al fomentar la salud de las neuronas. Protege también la memoria, evita los accidentes vasculares cerebrales y reduce los daños tras un accidente de este tipo. Pese a su raro nombre, el ácido alfalipoico se encuentra... en el brécol. Pero, a menos que se tomen cantidades industriales de este vegetal en cada comida (algo no recomendable por otra parte), la dosis de ácido lipoico es insuficiente para proteger el sistema nervioso. Efectivamente, se consideran necesarios 50 mg al día como prevención y 1 g, al menos, como dosis terapéutica.

La coenzima Q10 en auxilio de la cabeza

- Traumatismo craneal.
- Accidente vascular cerebral.
- Traumatismo de la médula espinal.
- Enfermedades de Alzheimer y de Parkinson.
- Encefalopatía.
- Esclerosis en placas.
- Esclerosis lateral amiotrófica.
- Hiperactividad.
- Autismo.
- Esquizofrenia.

- El ALC (ácido linoleico conjugado) posee un arsenal de propiedades restauradoras y protectoras para el proceso de envejecimiento cerebral y neuronal. Distintos estudios han confirmado sus efectos beneficiosos, tanto en la mejora de los procesos cognoscitivos, como en el freno de la degeneración de los tejidos en el caso de la enfermedad de Alzheimer. Sugieren también que el ALC podría utilizarse en otras patologías cerebrales, siempre que las dosis se situaran entre 1 y 3 g diarios.
- La carnosina, que combate la caramelización de las proteínas (ver página 85), protege los aminoácidos del cerebro y también la envoltura de las neuronas. Es un antioxidante que participa en la prevención de la enfermedad de Alzheimer.
- El FPP (preparado de papaya fermentada) ejerce un papel importante en el caso de la enfermedad de Parkinson.
- La SOD combate el envejecimiento cerebral.
- El glutatión combate las enfermedades de Alzheimer y de Parkinson, así como el estrés oxidativo sistemático en los enfermos afectados de trisomía 21 (síndrome de Down).

Antioxidantes para ver la vida de color de rosa

El cerebro es especialmente sensible a la oxidación, ya que está constituido en buena parte por ácidos grasos terriblemente frágiles. En cuanto el sistema nervioso recibe un ataque, pueden desencadenarse problemas nerviosos, que van desde la melancolía hasta la auténtica depresión o una sensibilidad exacerbada que puede desembocar en estrés o insomnio. Y ello sin contar las enfermedades enumeradas más arriba.

No debemos olvidar el selenio, del que el cerebro tiene tanta avidez. Unos índices bajos de selenio pueden relacionarse tanto con un comportamiento hostil, que puede llegar a la tendencia a la melancolía o a la depresión en los adultos, como con las demencias seniles en las personas mayores. Los tejidos cerebrales necesitan este antioxidante para «limpiarse» de determinados radicales libres (peróxidos). Y por el contrario, cuando las aportaciones de selenio son considerables, mejoran los problemas relacionados con el estado de ánimo.

Resumen de las dosis recomendadas

Cabe recordar que, a menudo, los nutrientes resultan eficaces como prevención cuando se utilizan en dosis reducidas. Poseen también virtudes terapéuticas si se prescriben en dosis superiores. Cuidado: si bien las indicaciones siguientes se apoyan en gran cantidad de publicaciones científicas, de ninguna forma deberían sustituir el tratamiento recetado por un médico especialista, sobre todo en el caso de enfermedades que requieren atención médica.

Productos aconsejados

Alzheimer-Parkinson

Arginina, Acetil L-carnitina, Coenzima Q10, ácido alfalipoico, carnosina, vitaminas C y E, selenio, glutatión, SOD, ginkgo, omega 3.

Suplementación propuesta

Nutrientes	Para evitar el envejecimiento cerebral y optimizar las funciones cognoscitivas	Para combatir el envejecimiento cerebral	Para frenar la evolución de la demencia senil
Fosfatidilserina	100 mg/día	100 mg dos veces al día	100 mg tres veces al día
Colina y/o fosfatidilcodina	2,5 g/día	2,5-5 g/día	5-10 g/día
DMAE	100-200 mg/día	200-300 mg/día	300-500 mg/día
L-fenilalanina o L-tirosina	Si es necesario Si es necesario	1 g/día 500 mg/día	2-3 g/día 1 g/día
Producto «verde» (clorela o espirulina)	2 g/día	2 g/día	2 g/día
Ginkgo	60 mg dos veces al día	60 mg tres veces al día	60 mg cuatro veces al día
Acetil L-carnitina	250 mg/día	250-500 mg tres veces al día	500 mg tres veces al día
Multivitaminas y minerales antioxidantes (vitaminas E y C, complejo B) tres veces al día	400 UI/día 1 g tres veces al día 50 mg tres veces al día	400 UI dos veces al día 1-2 g tres veces al día 50-100 mg tres veces al día	2 g tres veces al día 50-100 mg tres veces al día
Coenzima Q10	30 mg/día	100 mg/día	100 mg dos veces al día
Magnesio (elemental)	300 mg/día	500 mg/día	2 veces/día
Ginseng	500 mg/día	750 mg dos veces al día	750-1.000 mg dos veces al día

La circulación

Determinados problemas circulatorios pueden mejorar con una suplementación de antioxidantes. Tenemos dos ejemplos importantes: los vasos sanguíneos, accesibles sobre todo a los flavonoides, y el sistema sanguíneo, que mejora con la ingestión de vitamina E.

Los elementos de suplementación

- Los flavonoides son admirables pequeñas manos que se abren en la sombra para garantizar la integridad de nuestra circulación. Colaboran con la vitamina C, permitiéndole participar con eficacia en la fabricación del colágeno (el «cemento» de dichos vasos); «remiendan» sin cesar nuestros vasos sanguíneos, limitan su permeabilidad, «enmasillando» las brechas, les dan flexibilidad y con ello se rompen menos... Además, como buenos antioxidantes, protegen nuestros vasos, tanto los mayores como los más finos, contra los ataques de los radicales.

    En concreto, esto nos proporciona unos glóbulos rojos más flexibles, es decir, más capaces de escurrirse hasta los capilares más ínfimos para conseguir irrigar los extremos de los pies y de las manos. Una respuesta excelente para las personas que sufren de «extremidades frías», y una solución perfecta en caso de enfermedad de Raynaud. Hay que tenerlos en cuenta sistemáticamente en caso de tendencia a los cardenales, las varices, los calambres nocturnos, los sangrados diversos (encías, nariz...), etc. Son también vitales para asegurar una circulación sanguínea hasta los últimos recovecos del cerebro.
- En cuanto a la vitamina E, resulta útil en caso de trombosis y de flebitis (ver «El corazón»).

El corazón

Cuando las concentraciones de antioxidantes en la sangre son reducidas, el riesgo de sufrir una enfermedad cardíaca aumenta. Los mecanismos son múltiples, pero el factor principal continúa siendo la oxidación del colesterol. Sabemos que la grasa que llega a la sangre se oxida con facilidad por medio de los radicales libres, con lo que se forman unas placas que, al ensancharse, crean los tapones que impiden el paso de la sangre por los vasos sanguíneos. Dado que la sangre transporta las sustancias nutritivas y el oxígeno, una obstrucción, aunque sea parcial, puede resultar nefasta.

La OMS (Organización Mundial de la Salud) preparó un estudio muy instructivo denominado MONICA. Esta encuesta, una de las más amplias jamás realizadas sobre alimentación y salud cardíaca, se realizó entre doce poblaciones europeas con un índice de colesterol correcto (dentro de las normas). Sus resultados, totalmente apasionantes, demostraron:

- Que no existe correlación significativa entre mortalidad cardiovascular, colesterol y tensión arterial;
- que sí existe, en cambio, una importante relación con los antioxidantes. Dicho de otra forma, el nivel de antioxidantes es tan importante (o más) para la protección del corazón que el hecho de empeñarse en querer bajar exclusivamente el nivel de colesterol o la hipertensión. Tampoco se trata de concluir, ni muchísimo menos, que la hipertensión y el exceso de colesterol no tienen consecuencias, pues es evidente que hay que tratar estas anomalías. Sin embargo, hoy ya no es posible centrarse únicamente en estos dos factores y correr el riesgo de «pasar al lado del problema», como parece que ocurre, en un momento en que las enfermedades cardiovasculares no paran de aumentar y, al parecer, los tratamientos resultan cada vez más efectivos.

Los elementos de suplementación

Según los científicos, la vitamina E proporciona la protección más eficaz (frente a la vitamina C y el betacaroteno) y constituye la sinergia de antioxidante más beneficiosa para nuestro noble órgano.

¿Cómo forman los «atascos» los radicales libres?

Los investigadores disponen cada día de más datos que demuestran que la placa de ateroma, que obstruye las arterias y predispone a sufrir accidentes cardíacos, se forma a gran velocidad cuando se implican en ello los radicales libres. En efecto, estos últimos oxidan el LDL (el llamado «colesterol malo»), así como otras sustancias que circulan en la sangre. Esto desemboca en unas plaquetas sanguíneas con tendencia a aglutinarse y a formar tapones. Los antioxidantes frenan la formación de la placa e impiden la oxidación.

Un corazón «insuficiente»

- Los antioxidantes son elementos muy preciados en el marco de la insuficiencia cardíaca congestiva, una enfermedad en constante aumento llamada la «epidemia del siglo XXI», que afecta a más de 5 millones de estadounidenses –en España, la padecen medio millón de personas– y provoca 10.000 hospitalizaciones anuales en el Reino Unido, una cifra similar a la española. El índice de mortalidad es elevado, ya que menos del 50% de los afectados sobrevive cinco años o más, y sobre todo es importante constatar que su incidencia (el riesgo de repetición) se duplica cada diez años a partir de los cuarenta y cinco de edad. Ello significa que cuanto más avanzada es la edad, mayor es también el riesgo de sufrirla. Un buen nivel de

> **¿Tienes corazón?**
>
> El estudio CHAOS, realizado en Cambridge por uno de los equipos médicos más prestigiosos del mundo, siguió una metodología impecable. Se centró en el caso de 2.000 hombres que habían sufrido un infarto, y a los cuales se había practicado una angiografía antes y después del citado «accidente». Sus conclusiones son cuando menos instructivas:
>
> - El riesgo de recaída se redujo en un 77% cuando la persona recibió 400 UI de vitamina E al día.
> - El impacto era idéntico si, en su lugar, los pacientes seguían una estricta dieta mediterránea.
>
> Entonces... si se sigue al mismo tiempo la dieta mediterránea y la suplementación en vitamina E... los resultados tendrían que ser espectaculares. En efecto, esta vitamina necesita a toda la familia de antioxidantes para proteger el colesterol contra la oxidación, una operación delicada.

antioxidantes (como mínimo a través de una alimentación muy rica en vegetales) constituye la mejor defensa contra esta plaga. La L-carnitina está muy bien situada en el campo de la lucha contra la insuficiencia cardíaca por el hecho de que ayuda a remodelar el ventrículo izquierdo: un vago detalle técnico para el público en general, pero de lo más elocuente para los cardiólogos.
- Otro estudio apasionante se llevó a cabo entre pacientes a los que se había practicado un *by-pass* coronario. El problema tanto de esta intervención como de la angioplastia, que consiste en colocar un pequeño globo para abrir las coronarias que se estrechan, es que estropean las arterias. Su resultado es abrasivo para la delicada mucosa que recubre los vasos. Técnicamente, el organismo reacciona con la fabricación de plaquetas a espuertas, ¡con el riesgo de

taponar la coronaria en cuestión! Se trata de un fenómeno muy conocido denominado restenosis. Para evitarlo, unas dosis masivas de ácidos grasos omega 3 (anticoágulos y antiinflamatorios), junto con otras de antioxidantes, facilitan una reducción importante de la restenosis, demostrable en la angiografía.

En este caso, los médicos pueden inclinarse por prescribir estatinas (medicamentos muy utilizados en cardiología). A quien siga un tratamiento de este tipo le resultará útil combinarlo con antioxidantes. Es sobre todo la coenzima Q10 la que reforzará el músculo cardíaco debilitado por las estatinas.

- El riesgo de accidentes vasculares cerebrales se multiplica por cuatro cuando los índices de antioxidantes (sobre todo de vitamina C y betacaroteno) son bajos. En cambio, se constata una reducción neta de «ataques» e infartos después de una suplementación de antioxidantes (que incluya betacaroteno). Según el estudio Health Professional –realizado en Harvard con la ayuda de 87.000 enfermeras de entre 34 y 59 años de edad–, cuando las aportaciones en vitamina E superan los 100 mg diarios, el riesgo de desarrollar una enfermedad cardíaca se reduce casi a la mitad respecto a unos aportes de 30 mg al día (el caso más frecuente). Sus autores precisan que el efecto sólo es significativo a partir de dos años de suplementación.
- Asimismo, un estudio (Bâle, 1993) realizado entre 300.000 hombres recuerda que el riesgo de accidente vascular-cerebral es cuatro veces mayor en las personas con una concentración en sangre de vitamina E y betacaroteno débil, respecto a las que presentan un nivel elevado.
- Se sabe que unos índices bajos en selenio siempre están correlacionados con el desarrollo de enfermedad cardiovascular (riesgo de «vasos sanguíneos atascados»).
- Si se aumenta el nivel de glutatión en el cuerpo, se disminuyen los de lipoproteína (a) y de homocisteína, dos elementos terriblemente peligrosos para la salud cardíaca, a pesar de que no sean tan conocidos como el colesterol.

> **¡Atención!**
>
> - Dado que las enfermedades cardiovasculares se producen por factores distintos, no hay que contentarse con optimizar las aportaciones de antioxidantes. Es imprescindible reducir la ingestión de grasas saturadas (carnes, productos lácteos) y de sal, dejar el tabaco, imponerse una actividad física regular, etc.
> - Después de un infarto, tendría que ser obligatoria la suplementación con carotenoides para evitar una recaída.

- Muchísimos análisis dejan clara la eficacia de los antioxidantes como protectores cardíacos. La vitamina E se sitúa en primer lugar, pero sería una lástima separarla de sus «compañeros de armas». Así, un informe precisa que las personas mayores que consumen suplementos de vitaminas C y E tienen un riesgo un 69% menor de desarrollar enfermedades coronarias. Quienes presentan elevados índices de betacaroteno y vitamina E en sangre, dividen por cuatro el riesgo de accidente vascular cerebral. Por fin, no podemos dejar a un lado las virtudes del selenio, que apoya la actividad de la glutatión peroxidasa y evita la formación de la placa.

Los indispensables omega 3

No se trata de antioxidantes propiamente dichos, pero sus propiedades beneficiosas se parecen mucho a las de éstos. Se apoderan del lugar de otros ácidos grasos que generan reacciones oxidantes en el organismo.

Un sinfín de estudios ha demostrado los beneficios obtenidos con un consumo regular de ácidos grasos omega 3, sobre todo de EPA y de DHA (eicosapentanoico y docosahexaenoico). Se han hecho famosos en el campo de la prevención de

Mortalidad vascular en función de las aportaciones de selenio (por 100.000 personas)				
Enfermedad	Aportación muy elevada (> 260 µg/día)	Aportaciones altas (de 100 a 250 µg/día)	Aportación media (de 60 a 90 µg/día)	Aportación baja (de 10 a 50 µg/día)
Hombres				
Enfermedades coronarias	774	818	893	962
Hipertensión	34	53	64	71
Enfermedad vascular cerebral	108	138	159	139
Mujeres				
Enfermedades coronarias	220	225	249	306
Hipertensión	27	39	47	53
Enfermedad vascular cerebral	89	94	109	104

Fuente: R. Schomberger, *Proceeding of the Symposium on selenium-tellurium in the Environment*.

enfermedades cardíacas, así como en la protección contra una recaída de infarto. Ello se debe a que:

- Los omega 3 fluidifican la sangre;
- reducen los índices de triglicéridos en la sangre;
- ejercen una función equilibrante en los problemas del ritmo cardíaco;
- actúan en sinergia con los antioxidantes clásicos y los flavonoides para evitar las obturaciones.

Los expertos en cardiología nutricional calculan que la prescripción de omega 3 tendría que promocionarse sistemáticamente y formar parte de cualquier tratamiento preventivo de las enfermedades cardiovasculares, sobre todo cuando las arterias coronarias se han visto afectadas.

> **Asirse de un cabello**
>
> El volumen de un glóbulo rojo es mayor que el de un capilar sanguíneo. En el extremo de éste, determinados vasos sanguíneos son tan finos que podrían compararse a un cabello. Por ello, el glóbulo rojo a la fuerza tiene que ser flexible, de lo contrario, no «cabe». La situación empeora en caso de frío o tensión, dos situaciones que contraen los vasos. Si a ello se une que las grasas alimentarias son «malas», los glóbulos rojos se vuelven rígidos: quedan bloqueados y no pueden desplazarse a todas partes. En esta situación, las células sufren: no reciben su ración de alimento ni de oxígeno. De la misma forma que un exceso de oxígeno genera la producción de radicales libres, se produce también un problema en caso de hipoxia (insuficiencia de oxígeno).
>
> Moraleja: tomemos omega 3, optemos por los suplementos para dar flexibilidad a nuestros glóbulos y protejámonos del estrés crónico.

La espectacular coenzima Q10

No porque citemos la coenzima Q10 en último lugar tiene menos importancia. Ni muchísimo menos, pues los resultados obtenidos por los médicos que la utilizan en el campo cardiovascular son espectaculares. Tendría que prescribirse en caso de:

- Insuficiencia cardíaca (un paciente al que se había pronosticado una muerte inminente consiguió una «prórroga» de siete años);
- cardiopatía;
- infarto;
- isquemia y reperfusión después de infarto (los globos son muy tóxicos);
- angina de pecho;

- cirugía cardíaca;
- problemas de ritmo cardíaco;
- hipertensión arterial grave;
- trasplantes cardíacos (y cualquier otro trasplante);
- toma de estatinas (estos medicamentos bloquean su síntesis y, paradójicamente, exponen a quienes los toman a problemas cardíacos mucho más graves que los que tratan).

Se utiliza también con buenos resultados en caso de dislipidemias (exceso de grasa en la sangre), diabetes (en asociación con nicotinamida) y quimioterapia. En este último caso, la coenzima Q10 protege el corazón contra la toxicidad de los productos de quimioterapia.

Pequeños flavonoides, gran protección

Los flavonoides son minúsculas moléculas poco conocidas por la población en general, con las que algunos investigadores se apasionan y con razón. Abreviando: el estudio Hertog, realizado entre 804 hombres de 65 a 84 años de edad a los que se hizo un seguimiento durante una década, concluía que existe una relación inversa entre las aportaciones en flavonoides y la mortalidad por causas cardiovasculares. Dicho de otra forma: cuanto más flavonoides se consumen, más protección para el corazón. Para comprender mejor sus propiedades, será necesario recurrir a la fisiología.

En resumen

Existen tres situaciones esenciales relacionadas con una producción anormal de radicales libres:

- Trasplante cardíaco;
- *by-passes* coronarios;
- ateroesclerosis.

En los tres casos, los radicales libres oxidan las grasas y las proteínas (lipoproteínas), las cuales, modificadas de esta forma, se acumulan en las paredes arteriales y contribuyen a la formación de la placa de ateroma.

El control de la glicemia (diabetes, desfallecimientos)

La diabetes es una enfermedad que genera una extraordinaria cantidad de radicales libres. En efecto, el azúcar en la sangre provoca acumulación de lesiones en los órganos. Los más sensibles son los ojos y los riñones, pero en realidad se ve afectado el conjunto del cuerpo. Si bien disponemos aún de pocos datos en este terreno, muchos investigadores afirman que las lesiones en cuestión están relacionadas con los índice de oxidantes.

Los elementos de suplementación

- La vitamina E es la primera que se cita (¡como casi siempre!), puesto que la diabetes se relaciona básicamente con un aumento de los radicales libres a raíz del ataque de las grasas. La vitamina E es la protectora atraída por estas últimas. Mejora el control del azúcar en la sangre, disminuye la glicemia en ayunas, favorece la conducción nerviosa en los diabéticos y ejerce muchas más funciones... siempre que la aportación mínima se sitúe en torno a 1.200 UI/día.
- Un flavonoide ejerce un papel antidiabético bastante original. Efectivamente, la quercetina impide la acumulación de sorbitol (un azúcar que entra en la composición de gran número de productos azucarados industriales) en la sangre. Este azúcar, como todos los demás, acarrea complicaciones muy graves en los diabéticos, en especial ataques a los ojos y al cerebro.
- Debe realizarse imprescindiblemente una aportación adecuada de ácido alfalipoico, ya que interviene en distintas etapas de la enfermedad. En primer lugar, mejora la sensi-

bilidad respecto a la insulina, algo importantísimo: permite a los diabéticos administrar mejor su índices de azúcar en la sangre (y de paso, controlar el aumento de peso). Además, combate las neuropatías (ataques de nervios, frecuentes en los diabéticos). Por fin, un aspecto de gran importancia: este antioxidante protege contra los problemas oculares de la diabetes (las cataratas). En Alemania, hace cuarenta años que se utiliza con éxito como complemento del tratamiento contra la diabetes.
- La carnosina protege los ojos de los diabéticos.
- El glutatión combate la famosa angiopatía diabética (ataque a los bases sanguíneos). Esto implica, pues, un nivel de selenio suficiente.
- La vitamina C impide la aparición de la diabetes de tipo 2 (no insulinodependiente).
- Los carotenoides combaten las insuficiencias pancreáticas (recordemos que es el páncreas quien fabrica la hormona clave en esta enfermedad, la insulina).

Producto aconsejado

Carnosina (mandar preparar cápsulas de 250 mg en la farmacia)
2 cápsulas por la mañana, 2 por la noche.

¡Atención!

Bajo ningún concepto hay que dejar el tratamiento prescrito por el médico, ni modificar las dosis por cuenta propia. Las consecuencias podría ser muy graves. La suplementación nutricional impondrá sin duda una reducción de las dosis del tratamiento, pero repetimos que quien decide es el médico.

Por otra parte, no es posible abordar esta enfermedad sin mejorar la alimentación y practicar alguna actividad física. No hay que contar que los suplementos nutricionales sustituyan un sistema de vida correcto.

El control del peso, la delgadez

Los antioxidantes desempeñan una función importante en los desequilibrios que pueden llevar, poco a poco, a un aumento de peso resistente a toda dieta. De la vitamina C, por ejemplo, depende en parte nuestro sistema «calórico» encargado de reaccionar ante el estrés: cuantas más reservas de vitamina C tengamos, más posibilidades de quemar nuestras calorías de «estrés». Y viceversa. Además, una serie de pequeños desequilibrios, generados por la contaminación sonora, química (medicamentos, exceso de aditivos permanentemente, etc.) o mecánica (¡el sedentarismo es una auténtica contaminación!), provocan deficiencias de micronutrientes solapadas. Éstas conllevan, entre otros, problemas de conducta alimentaria: se tiende a compensar, a buscar en los alimentos lo que se necesita, pero como no existe el «hambre de magnesio» o un apetito específico por la vitamina C, las opciones alimentarias se inclinan a menudo «a un lado».

Un déficit en antioxidantes (aunque sea leve), asociado a una cantidad excesiva de grasa en el cuerpo, termina por plantear problemas médicos a menudo importantes. En efecto, los antioxidantes impiden la oxidación de las grasas, origen de muchas enfermedades cardíacas. Por otro lado, el exceso de grasa «bombea» literalmente las vitaminas y los minerales que circulan por la sangre, comportándose así como una esponja de antioxidantes. Y esto, entre otras consecuencias nefastas, aumenta el riesgo de problemas cardiovasculares. Además, ya que el exceso de peso obliga al cuerpo a «sobreutilizar» la coenzima Q10, el principal antioxidante del corazón, esto acaba por desencadenar graves trastornos.

Quien siga una dieta que tome antioxidantes

Los antioxidantes no adelgazan, pero merecen unos segundos de atención. De entrada, aún no se conoce por qué y cómo un déficit de antioxidantes empuja al cuerpo a tomar más alimentos con el fin de obtener su «cupo». La investigación está aún en mantillas, pero el tema es prometedor. Lo que sí es seguro es que cuando se pierde peso, el cuerpo quema grasa. Esta combustión fomenta la producción de distintos tóxicos, como las cetonas (que producen una saludable sensación de disminución del apetito) y los peróxidos, unos radicales libres muy agresivos. Es prudente acompañar la pérdida de peso con una suplementación en antioxidantes. Y esto sin contar que muchos de ellos son auténticos aliados. La vitamina C, por ejemplo, es un excelente elemento para disminuir el apetito. ¡Cómo no! En caso de sentir el estómago vacío, siempre es mejor masticar un comprimido de vitamina C que... cualquier otra cosa. Además, reactiva los metabolismos «dormidos», de forma que incita a quemar. Y también estabiliza los mensajes químicos de la saciedad. Otra razón para tomar entre 5 y 10 raciones de vegetales frescos al día, ricos en vitamina C, poco energéticos, los mejores amigos de nuestra línea.

Los dientes, la boca

La boca es un centro de afecciones diversas, a menudo relacionadas con un descenso general de la inmunidad. Es el caso de cuando sufrimos aftas con cierta regularidad. El primer reflejo cuando duelen las encías, sobre todo cuando sangran, es el de aumentar las aportaciones de vitamina C.

Y lo que es más grave, el cáncer de boca es uno de los más extendidos en el mundo. Se han establecido como principales factores de riesgo en este campo el tabaco y el alcohol, pero no se ha estudiado bien la función de la alimentación. Es cierto, sin embargo, que la dieta mediterránea es protectora en este sentido. Como prueba diremos que los habitantes de Grecia, que están entre los principales fumadores y bebedores del mundo, pocas veces desarrollan cáncer bucal. En el campo de la protección habría que situar en primer lugar, pues, las frutas y las verduras, el aceite de oliva y los cereales, por su alto contenido en antioxidantes. Por el contrario, el consumo de carne y de alimentos a base de productos animales expone más a este tipo de cáncer, y los productos lácteos, incluso en pequeñas cantidades, aumentan también este riesgo.

Los elementos de suplementación

- La vitamina E es necesaria para la formación y el mantenimiento del colágeno, proteína indispensable para la cohesión de las encías y la solidez de los dientes. Es igualmente útil en caso de aftas frecuentes, a menudo después de los tratamientos antibióticos o anticancerígenos, o incluso de carencias alimentarias.
- La coenzima Q10 se utiliza con éxito en casos de descarnaduras dentales y de inflamación de las encías.

Productos aconsejados

1 comprimido de B_6, 100 mg
2 g de vitamina C natural (+ bioflavonoides)
1 comprimido de zinc por la noche, 20 mg
1 comprimido de lisina, 500 mg

La fertilidad

No hay ninguna razón por la que los radicales libres no puedan atacar los órganos reproductores, algo especialmente constatable en los hombres. En efecto, el esperma es muy «permeable» al sistema de vida, a la alimentación, al medio, y todos los contaminantes y oxidantes alteran la cualidad de los espermatozoides. Aquí tenemos el resultado: un estudio efectuado en 1977 mostraba de manera clara que los antioxidantes desempeñan un papel clave en la fertilidad masculina. Y en él, los hombres que presentan niveles elevados de vitamina C eran mucho más fértiles que los demás. Esta vitamina se encuentra, además, en el centro del tratamiento nutriterapéutico contra la infertilidad. Es lógico, ya que los testículos contienen unas 50 veces más vitamina C que los demás tejidos. Por tanto, tienen verdaderamente necesidad de ella.

> **Los peores enemigos de la vitamina E**
>
> - En los alimentos, y especialmente en los aceites vegetales, la vitamina E pierde una parte de su actividad en el curso de las operaciones del refinado (de un 15 a un 20%) y en el almacenamiento (10%).
> - En la cocción, la pérdida es más importante en caso de fritura. A pesar de que se añada sucesivamente aceite cada cinco frituras aproximadamente, un estudio práctico ha demostrado que el contenido en vitamina E tiende a cero tras unas veinte tandas.
> - El oxígeno del aire también destruye la vitamina E, y el calor y la luz aceleran su oxidación.
> - La cocción destruye un 80% de la vitamina E contenida en las zanahorias, las coles, las judías verdes, los espárragos y las espinacas.
> - Las dietas adelgazantes son auténticas «exterminadoras» de vitamina E, puesto que ésta sólo se halla presente en las materias grasas... que a menudo se suprimen drásticamente.

Un informe que se remonta a la década de 1980 confirma lo que ya sospechaban los especialistas en el tema. Veintisiete parejas habían intentado durante dos años, sin éxito, tener hijos. Las mujeres no eran estériles, pero todos los hombres tenían problemas «de aglutinación de esperma». Así, se administró a un grupo de veinte hombres 1 g de vitamina C al día, junto con unos minerales, durante dos meses. Los demás participantes tomaron placebo. Al final del experimento, todas las esposas de los que habían recibido suplementos estaban embarazadas y, en cambio, ninguna pareja del grupo «placebo» concibió. En la revisión quedó patente que el esperma de los que habían tomado suplementos presentaba claramente más volumen y densidad y contenía espermatozoides más móviles que en el otro grupo. Otras pruebas confirmaron este resultado. Algunos incluso han comparado la eficacia de la vitamina C con los medicamentos contra la infertilidad: la primera resultaba tan eficaz como las terapias más duras, tenía un coste netamente inferior y carecía de efectos secundarios.

Los antioxidantes desempeñan también una función protectora en la mujer, aunque su campo de acción no se limite a los órganos reproductores. Otros sutiles desequilibrios pueden obstaculizar la llegada del bebé, aun en caso de que todas las pruebas resulten «normales».

Fumar o tener un bebé, hay que elegir

Si sólo tuviéramos que recordar un consejo, nos quedaríamos con éste: dejar de fumar. El tabaco es un desastre para la madre, para el padre y para el pequeño. Dejar de fumar es algo que resulta positivo de inmediato, ya que las toxinas del tabaco no permanecen mucho tiempo en la sangre.

Cabe recordar que un bebé es el resultado de la simbiosis entre dos materiales genéticos, el de la madre y el del padre. Encontramos todos los datos en cada una de las células. El tabaco, no obstante, es ciego, puede perjudicar a cualquier gen. Conclusión terrible: el patrimonio genético del fumador está definitivamente alterado y es transmisible (como mínimo en potencia). Y, por si fuera poco, sus estragos no se descubren siempre en la primera generación. Dicho de otra forma, aunque un bebé de padres fumadores tenga la suerte de no sufrir de adulto las consecuencias del tabaco, existe la posibilidad de que sus propios hijos hereden los genes alterados y desarrollen una enfermedad relacionada con este nocivo producto. Podríamos hacer un listado no exhaustivo de los daños del tabaco en período preconcepcional.

En la mujer

El tabaco es muy perjudicial durante el embarazo, pero se tiene menos información de lo que llega a serlo antes de éste:
→

- Disminuye la fertilidad, ya que reduce la producción de estrógenos.
- Aumenta el riesgo de embarazo extrauterino.
- Incrementa los abortos espontáneos y los partos prematuros.
- Retrasa el crecimiento del feto y produce un aumento de la mortalidad natal y perinatal. De hecho, el efecto vasoconstrictor de la nicotina ocasiona espasmos. La placenta está menos irrigada y, por consiguiente, el feto se nutre menos.
- Provoca una aparición precoz de la menopausia (unos dos años antes como media).
- Es el responsable de una carencia de zinc (la nicotina no es la única implicada en ello, puesto que entre las sustancias nocivas del tabaco está el cadmio, que impide la absorción del zinc).

En el hombre

Las consecuencias del tabaquismo en el padre durante la fase preconcepcional son espectaculares y muy poco conocidas:

- Es el responsable, como primera causa, de aborto natural en la mujer.
- Aumenta el índice de malformaciones del bebé.
- Es un importante factor de destrucción de los espermatozoides, ya que el índice de lesiones oxidativas del ADN del esperma, entre otros, aumenta en un 250%.
- Es el causante de una carencia de zinc (la nicotina no es la única implicada en ello, puesto que entre las sustancias perniciosas del tabaco se encuentra el cadmio, que impide la absorción del zinc).

En el bebé

- Multiplica por dos el riesgo de cáncer del pequeño (si ambos padres fuman, el riesgo se multiplica por cuatro,

> sobre todo por lo que se refiere a la leucemia o cáncer de la sangre).
> - A largo plazo, puede provocar malformaciones congénitas, en especial, cardíacas; riesgo de retraso en el desarrollo psicológico y somático; riesgo de desarrollar –entre diez y quince años más tarde– una enfermedad maligna de tipo linfoma o leucemia.

En los países escandinavos, Gran Bretaña y Estados Unidos, determinadas parejas se benefician de la «medicina preconcepcional», con el objetivo de prevenir la posibilidad de una llegada inesperada del bebé y de acumular las máximas posibilidades de que éste nazca en plena forma.

La fibromialgia

Una forma de fatiga crónica que constituye un auténtico infortunio para las personas que la padecen. Viene acompañada de dolores musculares insoportables y, con frecuencia, de espasmos, que se traducen en dolores digestivos (debidos a una colitis), espasmofilia y zumbidos de oídos. Los enfermos no saben adonde acudir y pasan de un tratamiento médico a otro, sin más resultado que el agravamiento de la depresión tras cada nueva tentativa de tratamiento sin éxito. La suplementación nutricional da buenos resultados en los casos en que el planteamiento terapéutico fracasa. Eso sí, es imprescindible tomar los nutrientes en dosis adaptadas.

En esta enfermedad, el déficit en magnesio siempre es marcado, y ello explica sus síntomas, algunos comparables con los de la espasmofilia, dolencia vinculada también a una deficiencia en magnesio. Entre otras anomalías, la disfunción de la serotonina (sustancia calmante que fabrica el cerebro) conlleva problemas de estado de ánimo y de comportamiento. Las contracciones musculares (responsables de los espasmos de todos los músculos, incluidos los implicados en la digestión) se deben a una falta de vitamina B_1. La ausencia de energía lleva lógicamente a la depresión. En el centro del tratamiento, además del magnesio, encontramos la coenzima Q10 y el ácido alfalipoico. Estos tres nutrientes reequilibran la salud neuromuscular.

Cuando estos síntomas se agravan con una fotofobia (rechazo patológico a la luz), hay que añadir vitamina B al complejo y, sobre todo, reforzar las aportaciones de magnesio.

El hígado

¡Compadezcámonos de nuestro hígado! Este órgano digestivo, tan servicial, es el encargado de eliminar los desechos y los venenos de todo tipo (incluyendo los residuos de medicamentos, el tabaco, el alcohol, las toxinas alimentarias, etc.). Capta todos estos «indeseables» para expulsarlos en la orina y en la materia fecal. Ahora bien, dado que participa en muchísimas otras tareas (en total realiza más de 500 funciones), puede verse desbordado y encontrarse con que los «cubos de basura» ya no se vacían. Aparecen entonces la pesadez, las náuseas, los vómitos, los dolores de cabeza... Uno nota su interior «revuelto». Los basureros del hígado en general se ponen en huelga tras repetidos excesos de comidas grasas y/o abuso de alcohol. Entonces hay que dejar el órgano en reposo. Y puesto que está permanentemente en contacto con «todo y cualquier cosa», agradece los antioxidantes, que lo liberan de muchas pesadillas (sustancias nocivas diversas) y lo ayudan a cumplir su compleja tarea cotidiana.

Los elementos de la suplementación

- En cualquier afección hepática hay que acudir al glutatión.
- El cardo mariano o borriquero *(Sylibum marianum)* contiene unos cuantos flavolignanos de gran poder, como la silivina, la silidianina y la silicristina, denominadas en conjunto «silimarina». Encontramos básicamente el fla-

vonoide silimarina en las semillas y los frutos del cardo mariano. Su actividad antioxidante es específica para las células hepáticas. Neutraliza los radicales libres que se aventuran en su dominio y mantiene el nivel de glutatión en el hígado.
- El ácido alfalipoico y los carotenoides son potentes antioxidantes que atrapan los metales pesados, auténtico veneno para el hígado.
- La S-adenosilmetionina, sustancia no antioxidante que ayuda a reparar los daños causados por el alcohol, desintoxica el hígado y lo regenera, fomentando la fabricación del glutatión.

Producto aconsejado

Hepatitis C

Ácido alfalipoico, silimarina (cardo mariano) y selenio (probar incluso en los casos más desesperados).

¡Atención!

- Los tres enemigos acérrimos del hígado (en caso de crisis): el azúcar, la grasa y el alcohol.
- Ayudemos al hígado, y ello significa proporcionarle una nutrición equilibrada y sana, sobre todo durante el tratamiento. Le encanta la fruta y la verdura fresca... Una cucharada sopera de aceite de oliva todas las mañanas constituye una buena protección.
- Hay que beber mucho (¡agua!) para acelerar la evacuación de los residuos.
- Si no remite pronto el estado de náuseas, mejor será consultar al médico. Puede que hayamos sufrido un envenenamiento a raíz de una bacteria de algún alimento. O que hayamos contraído hepatitis.

El embarazo y la lactancia

Hablar de embarazo y de lactancia es hablar de un aumento en las necesidades de determinados nutrientes. Es algo lógico, ya que la madre tiene que «procurar» para dos, o como mínimo para uno y medio...

En estas situaciones, hay que conceder prioridad al recién nacido: en caso de déficit, la que sufrirá siempre será la madre. El riesgo es más frecuente en ciertas vitaminas: la vitamina A, la vitamina D, las vitaminas del grupo B (B_1, B_6, B_9) y la vitamina C.

En algunos estudios se han encontrado deficiencias de hasta un 70% en vitamina B_9 en las mujeres embarazadas. La evolución durante el embarazo muestra un agravamiento global del déficit entre el sexto y el noveno mes. Esta carencia, en la madre, puede desembocar en malformaciones en el recién nacido. Insistimos en esta vitamina, aunque en realidad no se trate de un antioxidante, porque sería absurdo limitarse a la suplementación con antioxidantes cuando hay que vigilar igual de cerca otros elementos.

La alimentación equilibrada y rica en antioxidantes es básica para el perfecto desarrollo del embarazo. De todas formas, en pocas ocasiones basta para aportar todos los elementos nutrientes necesarios que ofrezcan las mejores posibilidades de partida al futuro bebé.

La vitamina E resulta especialmente problemática, pues si ya resulta imposible conseguir la aportación alimentaria para las necesidades de una persona sola, la deficiencia aumenta cuando ésta se encuentra embarazada. Por no hablar de distintos comportamientos de riesgo que mantienen aún algunas mujeres, para desesperación de los médicos.

La plaga del tabaco

Todo el mundo lo sabe, no hay nada peor que el tabaco para la salud, y para un feto es aún más nefasto. El tabaquismo impide el desarrollo y el crecimiento de éste, al tiempo que acelera su maduración. Las madres fumadoras llevan al mundo más bebés prematuros y con peso insuficiente que las demás. A pesar de todo, un 25% de las mujeres embarazadas fuma, y si un 40% de entre ellas deja el tabaco durante los seis primeros meses, un 5% espera al tercer trimestre para abandonarlo. En cuanto al resto, ¡o sea un 55%!, no cambian de hábitos... Algunos estudios han demostrado que la suplementación con vitamina E podría reducir algunos de los daños provocados por el tabaquismo. En uno de estos estudios, realizados entre 1.500 mujeres que no habían dejado de fumar, se demostró que una suplementación había conseguido disminuir en un 50% la calcificación de las vellosidades placentarias (no hace falta entrar en detalles, decir tan sólo que la aceleración de la maduración de la placenta inducida por el tabaco se mide de esta forma). Por otra parte, siguiendo con las mujeres fumadoras, el riesgo de lesiones placentarias susceptibles de retrasar el crecimiento se situaba «sólo» en un 47% (frente al 85% en las que no tomaban suplementación).

Si bien es cierto que estas cifras demuestran una actividad protectora de la vitamina E y dejan entrever el apoyo de otros antioxidantes, es evidente que ningún suplemento sustituirá al hecho de dejar el tabaco.

La hipertensión en la mujer embarazada

Existe una forma específica de hipertensión asociada al embarazo, llamada «hipertensión gravídica», y afecta a un 10-15% de las mujeres embarazadas. Sus consecuencias pueden ser espectaculares, sobre todo si la hipertensión se vincula a la presencia de proteínas en la orina: entonces se habla de preeclampsia. La placenta se desarrolla mal, puede frenarse el crecimiento del bebé, el peso de éste en el momento del parto sigue siendo reducido y el pequeño sufre muchas complicaciones. Esta enfermedad grave afecta a un 10% de las mujeres embarazadas, algo que no puede pasarse por alto. Con ella, el riesgo es mortal para el bebé y para la madre.

Las razones de estas anomalías son múltiples y en general desconocidas, pero se sabe que existe un componente nutricional y que los antioxidantes son eficaces protectores. Algo lógico, ya que la preeclampsia está relacionada con un mal funcionamiento de determinadas células, ya que los radicales libres dañan todas las células, incluidas éstas. No está demostrado aún que una suplementación en antioxidantes proteja contra estas complicaciones graves, pero es indiscutible que un buen nivel de antioxidantes reduce considerablemente el riesgo de que aparezcan. Sabemos, por ejemplo, que en la mujer embarazada disminuye el nivel de coenzima Q10, por lo que es lógico plantearse la suplementación. También sabemos que el magnesio es un importante antihipertensor (en caso de suplementación, habría que prever unas dosis mínimas de 400 mg/día y optar por magnesio marino).

Las vitaminas antipreeclampsia

Un estudio realizado por la profesora Lucilla Poston, del King's College de Londres, demuestra que una suplementación en vitamina E natural + vitamina C, ambas administradas durante la segunda mitad del embarazo, puede prevenir la aparición de la preeclampsia. Las mujeres que tomaron suplemento lo hicieron con una combinación de 4.000 UI de vitamina E y 1 g de vitamina C, todos los días, entre la decimosexta y la vigésimo segunda semana, mientras que otro grupo de mujeres tomaba un placebo (cápsulas sin ninguna vitamina). Los resultados demostraron que el riesgo de preeclampsia había disminuido en un 76% en el grupo de los suplementos, en relación con el que tomaba placebo. Un estudio que viene a reforzar las pruebas que indican la importancia de los antioxidantes durante el embarazo.

En definitiva, los ácidos grasos omega 3 hace mucho que están reconocidos como indispensables para el desarrollo del sistema nervioso del bebé, hasta el punto de que los fabricantes de leches infantiles tienen que añadirlos a sus fórmulas. La madre que cría a su bebé le transmite esos preciados ácidos grasos por medio de su leche, ¡siempre que ella no sufra carencia, por supuesto! En muchos casos, los nutriterapeutas recomiendan la suplementación de omega 3 en la mujer embarazada (salvo en el último trimestre, para evitar fluidificar en exceso la sangre y agravar el sangrado en el parto).

La persecución del hierro

El hierro hay que observarlo con recelo, pues sabemos que acelera la oxidación, pero hay que redoblar la desconfianza en caso de embarazo. Por una parte, porque el hierro combate el zinc: cuanto más hierro tenga el organismo, menos se beneficia del zinc (nutriente especialmente importante para la mujer embarazada). Por otra parte, entre las alteraciones hormonales, el aumento repentino de estrógenos conlleva automáticamente una importante alza en los radicales libres. Por estas razones, no es cuestión de recetar a ciegas hierro a las futuras mamás, como se hacía hace poco, sobre todo porque no existe una gran deficiencia de este mineral en las embarazadas. De todas formas, siempre puede ser interesante, en caso de duda, comprobar los niveles de ferritina al principio del embarazo con un análisis de sangre.

> **¡Atención!**
>
> Salvo en caso específico, ¡no hay que tomar suplementos de hierro!

Si el resultado es inferior a 60, habrá que aumentar el consumo de hierro en los alimentos (para abonarse a la morcilla) y sus aportes en vitamina C, además de evitar tomar té, en especial té verde, antes o después de las comidas. Esta infusión contiene sustancias que impiden que el organismo absorba el hierro (en realidad, es una de sus principales virtudes, siempre que el organismo no presente carencia de hierro).

Si el resultado es inferior a 30 –algo poco corriente–, se administrará un suplemento de hierro durante el segundo o el tercer trimestres. En este caso, hay que evitar siempre la forma sulfato de hierro (el prescrito de siempre), que se asimila mal y provoca problemas digestivos. Es mejor un hierro quelatado con proteínas. Y nunca hay que tomar este suplemento nutricional junto con otros.

Los elementos de la suplementación

- Vitamina C.
- Vitamina E.
- Coenzima Q10 (su índice desciende en la mujer embarazada, ya que la bombea al feto).

La inmunidad

Durante mucho tiempo se ha definido la inmunidad como la resistencia frente a los ataques exteriores (microbios, virus). En realidad, los poderes del sistema inmunitario son mucho más amplios, y se sabe que protege el cuerpo tanto contra las partículas externas como contra las células internas modificadas (cáncer) o... contra los radicales libres.

La inmunidad es una de las principales indicaciones de los antioxidantes, aunque no se haya determinado aún por completo su contribución. Sea como sea, del estado de la inmunidad depende la salud de todos los órganos del cuerpo. Vale la pena saber que cuando el sistema inmunitario funciona correctamente, se las arregla para enviar a la brigada antioxidante al punto «de intervención». Unos estudios con animales han demostrado, por ejemplo, que la vitamina E se desplazaba automáticamente hacia los pulmones para protegerlos contra el humo del tabaco. Esto a condición de que exista vitamina E disponible, evidentemente. Es importante observar que en el caso del tabaquismo, como en cualquier otro ataque oxidante «crónico», el sistema de adaptación acaba por agotarse y ya no envía «bomberos» a apagar los fuegos.

Los elementos de suplementación

- En el campo de la inmunidad, los carotenoides son muy prometedores, sobre todo en lo que concierne a la protección contra nuestras propias células desnaturalizadas. En otros términos, estos antioxidantes previenen contra el cáncer.
- La vitamina E está implicada en la prevención de enfermedades autoinmunes (diabetes, artrosis, etc.).
- El picnogenol protege contra los virus (polio, herpes, etc.).

Entre un gran número de estudios, centrémonos en los siguientes:

- Si se administran vitaminas C y E a pacientes a los que se ha practicado una operación quirúrgica, éstos permanecen menos tiempo en cuidados intensivos, sufren menos problemas pulmonares, no tienen que recurrir tanto a la ventilación y las insuficiencias graves en sus órganos se reducen a la mitad.
- Cuando se administran 800 mg de vitamina E diarios durante treinta días a las personas mayores, sus glóbulos blancos se vuelven más activos y se mejora la calidad de la respuesta inmunitaria. Para conservar un buen sistema inmunitario, puede seguirse la suplementación y reducir paulatinamente la dosis diaria.

¡Atención!

Un gen alterado se transmite... alterado. Dicho de otra forma, una deficiencia en antioxidantes hoy puede deteriorar definitivamente una función en un futuro hijo. Si no nos protegemos pensando en nosotros mismos, ¡hagámoslo al menos por ellos!

La inflamación (reumatismo, piel...)

Todos los análisis que han medido la intensidad del dolor y la inflamación de los pacientes son claros: los antioxidantes suministrados en dosis considerables alivian simultáneamente el dolor y la inflamación. Entre ellos, algunos han demostrado sus virtudes en la disminución de la inflamación y su capacidad para reducir las dosis de antiinflamatorios en los pacientes, lo que constituye un gran avance. Y funcionan mucho mejor cuando el índice de antioxidantes en sangre era reducido al principio.

Los elementos de suplementación

- El selenio, en dosis de 100 µg/día, ha permitido que muchos enfermos de poliartritis reumatoide puedan tomar menos medicamentos clásicos.
- Los omega 3 son extraordinariamente eficaces en caso de problemas inflamatorios agudos o crónicos. Un aporte de ácidos grasos bien dosificado alivia y trata las inflamaciones, como la tendinitis, más rápido y mucho mejor que los medicamentos clásicos (los cuales, por otra parte, sólo calman, no curan).
- La vitamina E combate, al mismo tiempo, el dolor y la inflamación.

La menopausia

Al analizar la alimentación de las mujeres en diferentes etapas de su vida, se constata que las que han consumido mucha fruta y verdura y/o suplementos antioxidantes presentan un riesgo menor de desarrollar cáncer de mama.

La suplementación básica (si no se sigue el THS)

- Antioxidante, 1 al día.
- Complejo mineral y vitamínico, que incluye calcio, silicio, boro, zinc y vitaminas B_6, B_9, D, E y K.

- Fitoestrógenos, 100 mg al día (isoflavonas de soja).
- Progesterona natural (crema y óvulos).
- DHEA, testosterona, cortisol u hormonas tiroideas, si hace falta.

La suplementación básica (se siga o no un THS, natural o sintético)

- Vitamina C, 2 g.
- Vitamina E, de 400 a 1.200 ER (igual de eficaz contra los sofocos)
- Zinc: 30 mg.
- Vitamina B_9: de 15 a 30 mg diarios.

Mucoviscidosis o fibrosis quística

Aunque se hayan realizado pocos estudios sobre la relación entre los antioxidantes y esta enfermedad, nos ha parecido oportuno citar uno que se llevó a cabo entre 24 niños y adolescentes, pues la suplementación les reportó unos beneficios que sería una lástima pasar por alto. Los médicos administraron a los enfermos 1 mg de betacaroteno por kilogramo de peso corporal (o sea, 30 mg a un niño de 30 kg) durante doce semanas. A partir de entonces, se redujo la dosis a un máximo de 10 mg diarios. Además, la suplementación contenía entre 50 y 200 mg de vitamina C, de 110 a 380 mg de vitamina E y también enzimas pancreáticas. Se hizo patente que la suplementación antioxidante disminuía en gran medida los niveles de radicales libres en los jóvenes pacientes. Asimismo, los menores experimentaron una mejora considerable en la capacidad respiratoria.

La pancreatitis

En el Real Hospital de Manchester, los enfermos a quienes se administraron antioxidantes en dosis considerables (por ejemplo, 600 µg/día de selenio) se quejaban mucho menos de dolor y notaban que sus ataques se espaciaban. Un avance que representa una pequeña revolución, en la medida en que evitó tener que recurrir a la cirugía para evitar su sufrimiento. A raíz de una prueba controlada, llevada a cabo en Alemania (Rostock), se confirmaron las propiedades del selenio. La administración de este mineral por vía intravenosa en pacientes aquejados de pancreatitis necrotizante aguda redujo la mortalidad, que registró un 89% en el grupo «sin» y un... 0% en el grupo «selenio».

La suplementación básica (terapéutica)

SÓLO BAJO VIGILANCIA MÉDICA
- Selenio: 600 µg/día.

La piel

Con el envejecimiento, la piel se vuelve más fina, más seca, manchada (manchas blancas o, por el contrario, oscuras), menos elástica, arrugada, con cicatrización más lenta. No hace falta seguir: el lector habrá reconocido la huella de los radicales libres. Nuestra piel teme sobre todo los principales proveedores de radicales libres, como el tabaco, la contaminación, el estrés y el sol. En contacto con ellos, el organismo produce grandes cantidades de colagenasa, enzima que disuelve el colágeno, el elemento clave de la estructura de la piel. Para limitar los estragos, es imprescindible nutrirla correctamente. La piel exige «grasas de las buenas», que aseguran, según el doctor Jean-Marie Bourre, director de la Unidad Inserm de Farmacia y Nutrición (Francia), dos funciones básicas: la función «teflón» (las grasas protegen la capa córnea frente al exterior) y la función «velcro» (las estructuras de la epidermis tienen que estar perfectamente unidas para ser impermeables y sólidas). La hipodermis, estructura integrada en la piel, está sometida al dominio alimentario: una alimentación desequilibrada puede desencadenar la celulitis.

La belleza viene de dentro

Unos investigadores australianos llevaron a cabo un estudio que a buen seguro no complacerá a todo el mundo... Si se proporciona a la piel los alimentos que exige, se obtienen unos resultados antioxidantes (sobre todo antienvejecimiento) preventivos, visibles, mucho más claros que con los cosméticos antiedad. El aceite de oliva, la fruta, la verdura y las legumbres son sus claros favoritos, y en cambio huye de la carne y los productos lácteos, incluyendo la mantequilla.

¿Y a qué se deben estos efectos beneficiosos? El lector conoce ya la respuesta: ¡a los antioxidantes!

En cuanto se ve expuesta a la luz natural –sin ni siquiera hablar de los rayos solares directos–, la piel echa mano de sus reservas de antioxidantes para protegerse de los UV: vitaminas C y E, polifenoles, PABA, betacaroteno. Si nuestra alimentación no le proporciona una cantidad suficiente de estos elementos para su renovación automática, el sol comete sus estragos con la máxima impunidad. Sobre todo teniendo en cuenta que la epidermis es uno de los últimos órganos en «utilizar» los antioxidantes, pues el corazón y el cerebro tienen prioridad. Hay que recordar que la piel es un órgano y no un simple envoltorio. Es la que refleja nuestro estado de salud y nuestro estado nutricional.

Mejor una piel bella que una piel vieja

Los antioxidantes protegen la piel contra el envejecimiento, esto está claro. Pero los radicales libres no sólo son los causantes de las arrugas y las manchas de todo tipo, sino que además desorganizan todas las estructuras y provocan inflamaciones, alergias, lesiones, cánceres cutáneos, etc. Tengamos presente que la epidermis es precisamente la capa externa de protección del cuerpo, y que está constantemente expuesta a los productos químicos, al entorno, a los cambios de temperatura, a los rayos del sol...

Los elementos de suplementación

- La vitamina E, utilizada todos los días –en el marco de una suplementación de antioxidantes interna y complementada por una crema de día– protege la piel contra las agresiones externas (sol, tabaco, UV, contaminación) e internas (estragos de los radicales libres que atacan a nuestras pobres membranas celulares). Cuando hace un día gris y nuboso, no nos aplicamos crema solar, y en cambio los ultravioleta están ahí, al acecho. Además, fomenta la microcirculación cutánea. Por fin, al reforzar la capa lipídica (grasa) que protege la epidermis, ésta retiene mejor el agua y, por consiguiente, se mantiene hidratada. La piel permanece tonificada y tersa más tiempo. Según el profesor Jean-Paul Marty (Laboratorio de Dermofarmacología y Cosmetología, Facultad de Farmacia, Universidad París Sur): «De todas las vitaminas utilizables para su aplicación en la superficie de la piel, la vitamina E es la que presenta una mayor gama de posibilidades y la que puede considerarse indispensable en un producto cosmético activo».
  Siempre según el citado científico, la vitamina E es un poderoso antioxidante, y por ello muy reactivo ante el oxígeno. Esta sensibilidad se traduce en una inestabilidad química que ha llevado a los químicos a preparar derivados estabilizados, como el acetato de vitamina E. «Estos productos son verdaderas "provitaminas": poseen una importante capacidad de penetrar en la piel y, en el interior de los tejidos, se transforman en vitamina E. Una particularidad metabólica más interesante por el hecho de que el acetato de vitamina E puede almacenarse en la piel, como en un depósito. A partir de aquí, va liberándose lentamente y puede actuar durante un período de tiempo prolongado.» Así pues, incluso sin tener en cuenta su papel protector frente al Sol, la vitamina E es una gran amiga de la piel.
- La vitamina C está relacionada con una disminución de los síntomas del eccema.
- El picnogenol mejora el estado de la piel (sobre todo su firmeza y elasticidad), ya que refuerza la cohesión de las

> **El +**
>
> Los resultados de las investigaciones tienden a demostrar que la vitamina E protege la piel contra las lesiones provocadas por los rayos UV o inducidas por algunos medicamentos –como la doxorubicina y la daunorubicina– utilizados en el tratamiento contra el cáncer. En general, también fomenta la curación de las heridas quirúrgicas. Finalmente, es un antiinflamatorio extraordinario: las inflamaciones locales tratadas con vitamina E disminuyen con rapidez, y los pruritos quedan atenuados. El selenio ha demostrado su eficacia también en determinadas enfermedades crónicas de la piel, como la psoriasis.

fibras de colágeno y elastina. Resulta útil para proteger contra el sol y combate los problemas de la cicatrización. Posee también virtudes antialérgicas cutáneas.

Ya que la piel nos sirve como conexión con el mundo exterior, sufre contratiempos en función de la edad de la persona, de su estilo de vida, etc. Veamos con un poco más de detalle lo que los antioxidantes aportan ante los problemas principales.

¡A por los granos!

No vamos a entrar en detalle sobre los granos a flor de piel... Lo que cuenta es mejorar el estado de las víctimas, y teniendo en cuenta que en general se trata de adolescentes, el caso tiene su urgencia.

- La vitamina C es antiinfecciosa (¡vivan las frutas y verduras! A cambiar el bote de crema de chocolate o los paquetes de galletas con chocolate por 500 g de manzanas o fresas...).
- La vitamina A y el betacaroteno son cicatrizantes.

- La vitamina F (aceites de onagra y de borraja) aporta ácido alfalinoleico, regulador hormonal en las chicas.

A la caza de las manchas

El vitíligo se caracteriza por una progresiva desaparición de las células responsables de la pigmentación. La superficie cutánea afectada es más o menos amplia y las manchas blancas que se forman pueden ser realmente antiestéticas. Es un problema que afecta en torno a un 2% de la población. Hasta hace poco, el único tratamiento al alcance era más peligroso que eficaz, pues se trataba de la PUVAterapia, pero el doctor Cesarini (dermatólogo de la Fundación Rothschild de París e investigador en el Inserm) afirma que la suplementación con selenio (en dosis de 75 µg) produce resultados alentadores. Se ha demostrado que en más de un 70% de los pacientes tratados con una combinación de selenio y vitaminas A, C y E, las lesiones reducían su extensión. Incluso algunas personas presentaban repigmentaciones espontáneas.

Bajo el Sol, vitamina E

Los científicos no cesan de alertarnos: el Sol es el peor factor de envejecimiento de la piel, mucho antes... de que pase el tiempo. Las personas mayores que se han protegido siempre contra los rayos del sol lucen una piel más lisa y «joven». En cambio, los deportistas que practican a la intemperie, los guías de alta montaña, los agricultores, los amantes del aire libre y los que alardean de su pasión por la vida «sin paredes» deben tener en cuenta los efectos de la exposición a los rayos solares.

Todos sabemos que el Sol es indispensable para la vida. Previene el raquitismo, las depresiones estacionales, y, a través de sus UV, mejora la psoriasis y, al parecer, protege contra los cánceres de mama y de colon.

Ahora bien, una exposición imprudente puede causar serios problemas, tanto en el campo de la salud como en el de la belleza: arrugas profundas, rojeces, cataratas, degeneración macular, debilitación del sistema inmunitario, cáncer de piel... Se trata de un acelerador global del envejecimiento. Los UVB alteran la superficie de la piel, mientras que los UVA atacan la dermis profunda y dañan sus componentes, como ocurre también con los radicales libres: se oxidan los ácidos grasos, se modifican los genes.

Lo + científico

¿Qué ocurre cuando los UV tocan nuestro cuerpo (piel, cristalino, retina)? Los UV están constituidos por fotones, es decir, por energía. Cuando un fotón choca contra un electrón de una molécula de oxígeno, esta última se ve modificada por una energía suplementaria. Pasa entonces a una órbita superior a la normal. Cuando recupera su ritmo habitual, «suelta» la energía acumulada. La liberación de este exceso de energía crea los daños relacionados con los radicales. Así pues, el oxígeno singulete (el radical libre engendrado por el Sol) no es un electrón sobrante, sino un electrón superenergetizado. Por desgracia, el resultado es el mismo, lo sabotea todo a su paso.

Cada año, más de dos millones de personas desarrollan un cáncer de piel. La excesiva exposición a los rayos solares y la reducción de la capa de ozono son, en gran parte, las responsables del desarrollo de esta enfermedad. La crema solar sigue siendo un «buen gesto básico», pero el refuerzo interno con antioxidantes debería ser un reflejo. Habría que asegurar una importante aportación en carotenoides durante el año e intensificarla antes de la llegada del verano, a fin de satisfacer las necesidades... e incluso ir un poco más allá (los especialistas hablan de «saturar los tejidos con antioxidantes»). En realidad, la alimentación no puede proporcionar por sí sola una cantidad suficiente de carotenoides y de vitamina E. Esta última, absorbida por vía interna, es un extraordinario antioxidante, y demuestra también sus virtudes por vía tópica (externa), es decir, incorporada a los cosméticos. Efectivamente, ejerce una triple acción contra las nefastas consecuencias del sol.

Recordatorio solar

Los rayos solares atacan a la piel, al cristalino y a la retina. Mediante los radicales libres que ponen en funcionamiento (básicamente el oxígeno singulete), contribuyen en los siguientes problemas:

- Insolación;
- envejecimiento cutáneo;
- cáncer de piel;
- descenso de la inmunidad;
- cataratas (cristalino);
- degeneración macular (retina).

Seis buenas razones para reforzar las defensas antioxidantes. Pero, ¡ojo!, los antioxidantes clásicos no resultan eficaces contra el oxígeno singulete, salvo:

- El licopeno, que protege la piel;
- la luteína, que protege la retina;
- el glutatión y la vitamina C, que protegen el cristalino.

- La vitamina E previene y mitiga las insolaciones.

Una sobreexposición a los rayos UVB desencadena una reacción fototóxica llamada «insolación». Si se aplica vitamina E en la piel antes de la exposición, se reduce la sensibilidad cutánea a los UVB. Pero la aplicación es útil incluso después: la piel pierde un poco su rojez, está menos hinchada y caliente, se espesa menos y la descamación disminuye.

- Actúa en sinergia con los filtros solares.

  Siempre que se repitan las aplicaciones de crema, se constata que la vitamina E refuerza la acción protectora de los filtros, reduciendo en más del 50% la producción de malondialdehído (compuesto resultante de la oxidación de los ácidos grasos omega 3 presentes en las células de la piel). Además, gracias a su diligencia, las arrugas generadas por los UVB solares no son tan profundas, mientras que se mantiene la elasticidad y la tersura de la piel.

- Previene los cánceres cutáneos (estudios sobre ratones)

  En efecto, este estudio sólo se basa en los ratones. Pero es difícil observar este factor en los seres humanos, cuya duración de vida es superior a la de estos pequeños mamíferos. Los investigadores han explicado que la aplicación de vitamina E antes de la exposición a los rayos retrasa la aparición de tumores cancerosos, y reduce también su tamaño y su número.

El cáncer no acabará con nuestro pellejo

En Francia, cada año hay que lamentar 80.000 nuevos casos de cáncer de piel,, en España, estas cifras se multiplican, ya que el cáncer de piel, y sobre todo el melanoma, afecta a una de cada 75 personas. En la inmensa mayoría de estos casos, las víctimas han sufrido una exposición excesiva a los rayos UV. Con una dosis de 200 µg de selenio al día, el riesgo de contraer cáncer (sobre todo de piel, de próstata, de colon o de pulmón) se reduce, como media, en un 50%.

Paseo a la sombra

La exposición solar provoca un descenso de la inmunidad, pero los célebres carotenoides combaten este efecto negativo. El betacaroteno, el alfacaroteno, el licopeno, la zeaxantina, la lute-

> **Recordemos que...**
>
> Las cremas solares protegen contra la insolación, los antioxidantes protegen contra el cáncer.

> **UV en las altas cumbres**
>
> Cuanto más nos alejamos del nivel del mar, más nocivos son los rayos solares. En las alturas, la atmósfera filtra menos los UV porque la capa que atraviesan es más delgada. Los rayos UV aumentan, pues, un 10% cada 1.000 m: a mayor escalada, más quemazón.
>
> Además, la reverberación de los rayos solares puede alcanzar un 90% por efecto de la nieve, mientras la proporción en la arena es de un 10% y en el agua del mar, de un 20%. También aumentan diez veces las dosis de rayos UV que reciben la piel y los ojos.
>
> Y que nadie se lleve a engaño con el aire frío. Los UV no producen sensación de calor y son igual de nocivos a –40 ºC en un banco de hielo.

ína... todos se unen para despertar nuestra inmunidad. En efecto, de la misma forma que protegen las células de los vegetales expuestas a la luz, defienden las células humanas contra los mismos enemigos. Disminuyen nuestra sensibilidad al sol, aumentan la capacidad de reflexión de la piel mediante la modificación de la pigmentación, ejercen una función en la prevención de la urticaria solar y del vitíligo, etc. Las cremas «contra las lesiones solares» empiezan a asomar ya por el extremo de los tubos. A la espera de que se generalicen, lo mejor será pasear a la sombra, no sin antes aplicar al cuerpo, concienzuda, copiosa y regularmente, una crema solar de grado de protección 30. ¡Y que no cunda el pánico: nos pondremos morenos igualmente! A menos que se nos quiten las ganas después de leer las líneas que siguen. El bronceado es una especie de sombrilla para nuestro ADN. Los rayos solares alteran nuestra piel y la sumergen incluso en el pánico, ya que las células que corren el riesgo de desarrollar cáncer son las que renuevan la capa exterior de la piel (epidermis). Para protegerlas, las células vecinas (los melanocitos) fabrican unos granos de melanina que colocan, gracias a sus prolongaciones, encima de las células que tienen que defender. Visto con lupa, nuestro bronceado se parece a una multitud de sombrillas más o menos eficaces. Pero que nadie vaya a pensar que una vez bronceados podemos prescindir de la crema solar. El bronceado sólo protege contra los UVB.

La contaminación

La nueva Ley sobre Calidad del Aire y Protección de la Atmósfera, votada por el Parlamento español en febrero de 2007, responsabiliza a las comunidades autónomas y a los municipios con más de 250.000 habitantes de su calidad y de sus efectos sobre la salud. Tal vez por ello resulta difícil obtener cifras claras y concisas por parte de los poderes públicos y se afirma que la calidad del aire es «satisfactoria». No es ésta la opinión de los médicos, sobre todo de aquellos que trabajan en urgencias los días de «máxima contaminación».

Un ambiente contaminado fomenta la mortalidad. Un estudio realizado por el Instituto de Vigilancia Sanitaria galo estima que, en las nueve principales ciudades de Francia, la contaminación mata cada año a 3.000 personas. La mayoría de ellas muere a causa de problemas cardiovasculares, y le siguen de lejos los problemas respiratorios. Así pues, se trata de «fallecimientos anticipados», esto es, muertes relacionadas con la contaminación, sin distinción de edad u otros factores de riesgo. Quienes vivan en la ciudad, harán bien en exiliarse lo más a menudo posible al campo o a la playa para respirar a pleno pulmón.

La contaminación atmosférica es un problema real, pero también puede relativizarse. Las autoridades recuerdan que cuando el aire se enriquece con 10 µg de contaminantes por m^3, el riesgo de mortalidad aumenta un 1% en caso de exposición corta (2 días) y puede incrementarse hasta un 4,6% si es más prolongada (5-6 días). En comparación, a largo plazo, los excesos del tabaco aumentan este mismo riesgo en un 300%. Ahora bien, si tenemos en cuenta que respiramos alrededor de 50.000 l de aire todos los días y que la zona de intercambio gaseoso del aparato respiratorio cubre una superficie de casi 70 m^2 (si la situáramos completamente plano en el suelo, por ejemplo), resulta fácil comprender que cuanto más contaminado está el aire, más oxidantes potentes (en especial el ozono y el dióxido de nitrógeno) se instalan en este gran espacio.

Afortunadamente, los investigadores han demostrado que los antioxidantes pueden combatir algunos de los nefastos efectos de la contaminación. Uno de los estudios, realizado en México, templo mundial de la contaminación del aire, se centró en la suplementación. ¡Todo un éxito! Simplemente con 75 mg de vitamina E, 15 mg de betacaroteno y 650 mg de vitamina C al día, la capacidad pulmonar mejoró en relación con la del grupo que tomaba un placebo.

Aparte de este estudio llamado de intervención (se suministra un suplemento a determinadas personas para estudiar los efectos), muchas pruebas demuestran que cuanto mayor es el nivel de antioxidantes, mejor resiste el cuerpo la contaminación. Podría ser lógico, pero los científicos comprueban sin cesar este tipo de datos en los análisis sanguíneos.

Salvar la piel

La contaminación, de todas formas, no es tan sólo una cuestión pulmonar. Quienes viven en la ciudad saben que la piel lleva siempre «pegada» una capa, ya que por la noche, casi hay que echar mano de un equipo de lavado a presión para quedar de nuevo como los chorros del oro. Unos investigadores de Berkeley (Estados Unidos) han demostrado que la contaminación eliminaba la vitamina E de las capas superiores de la piel. Y esta vitamina es indispensable para la salud de nuestro envoltorio corporal. Desprovista de su capa protectora, la piel expone sus lípidos al aire perfumado de nuestras megalópolis, y a los contaminantes les falta tiempo para destrozar nuestra tierna piel, convertida en pasto para ellos, lo que podría explicar el pavoroso aumento de las enfermedades cutáneas que sufren los habitantes de las ciudades.

Los elementos de suplementación

- El ácido alfalipoico atrapa los metales susceptibles de convertirse en oxidantes (hierro, cobre), así como los metales pesados (tóxicos: aluminio, cadmio, plomo, mercurio). Protege contra las radiaciones ionizantes (Chernóbil o algo parecido), en asociación con la vitamina E y la NAC. En este caso, las dosis son de 20 a 50 mg de ácido lipoico para la prevención (sin efectos secundarios negativos) y se elevan hasta 800 mg y 1 g en caso de accidente (leves problemas digestivos).
- Los flavonoides, las isoflavonas y los carotenoides, siempre protectores contra los metales pesados, se sitúan también en buen lugar.
- El selenio combate asimismo los nefastos efectos de los metales pesados; se recomienda a quienes lleven empastes dentales y a los que consuman gran cantidad de pescado como el atún.
- La vitamina C neutraliza los oxidantes de la sangre, del plasma, de la linfa y de los líquidos intra y extracelulares. Por otra parte, bloquea la acción de determinados metales pesados.
- El DHA 100 resulta efectivo como protector contra la toxicidad del mercurio (amalgama dental, contaminación, pintura, etc.).

El sida (o la seropositividad)

El virus es indirectamente responsable de la presencia de grandes cantidades de radicales libres en el organismo, lo que facilita la progresión del agotamiento inmunitario. El desequilibrio oxidantes/antioxidantes acompaña constantemente a esta enfermedad. Peor aún: en ella, los sistemas antioxidantes están alterados. La suplementación en antioxidantes debería ir a la par con el tratamiento médico propiamente dicho.

No es cuestión de tratar el sida con antioxidantes. No obstante, tal vez más en esta enfermedad que en cualquier otra, la desnutrición es un problema importante, cuyas consecuencias repercuten en la calidad de vida y en la evolución de la enfermedad. Por un lado, deben conservarse los aportes en proteínas, básicamente para ofrecer al organismo el aminoácido cisteína, que tendrá que convertirse en glutatión. Por otro, es importante imponerse un consumo constante de frutas y verduras, a fin de beneficiarse de una amplia gama de antioxidantes y nutrientes esenciales para frenar la evolución de la enfermedad.

Los elementos de suplementación

- De entrada, el selenio. Su carencia ocasiona daños musculares generales, frecuentes en el curso de la enfermedad. En un estadio avanzado, es habitual una enfermedad cardíaca (miocardiopatía). Por fin, como buen antioxidante, «ahorra» glutatión y puede desempeñar una clara función en el freno de la enfermedad. Hay que tomar suplementos si los índices de selenio son bajos (caso bastante corriente).
- La vitamina C, además de antioxidante, es antivírica. Evita la reproducción del virus y la reproducción celular de los linfocitos T infectados. Si se le añade N-acetilcisteína, se obtiene un freno máximo en la reproducción del virus. Además, se muestra activa contra todas las infecciones bacterianas a las que están sujetos los enfermos. Y por si fuera poco, tiene virtudes contra la fatiga, algo muy conveniente en esta patología.
- La vitamina E, cuya carencia la encontramos hasta en el 19% de los seropositivos, interviene como sustancia antioxidante y catalizadora de las funciones inmunitarias (optimiza su eficacia).

- La coenzima Q10 es también un refuerzo para el sistema inmunitario, y con frecuencia los seropositivos registran un índice excesivamente bajo de ella. Se trata de uno de los suplementos nutricionales más utilizados en el marco del VIH.
- El betacaroteno protege los finos tejidos que recubren el interior de los vasos sanguíneos. De esta forma, mejora la circulación y previene el riesgo de problemas cardiovasculares.
- La acetil L-carnitina mejora, por distintos medios, determinados factores importantes de la inmunidad.
- Aparte de los antioxidantes propiamente dichos, se aconsejan otros nutrientes para paliar la desnutrición del enfermo o porque actúan en sinergia con los antioxidantes propuestos.

La suplementación básica (protocolo nutricional y ecológico)

Una dosis diaria de las siguientes sustancias es una buena manera de luchar contra la enfermedad.

- Zinc: de 15 a 60 mg.
- Selenio: 600 µg.
- Vitamina B_{12}: 500 µg (sublingual).
- Betacaroteno: 50 mg.
- Vitamina E: de 400 a 800 mg.
- Vitamina C: 2 g tres veces al día.
- N-acetilcisteína: 600 mg tres veces al día.
- Coenzima Q10: 300 mg.
- Arginina: 10 g a la hora de acostarse.
- Acetil L-carnitina: 1,2 g dos veces al día.
- Glutatión; 150 mg tres veces al día.
- Papaya fermentada: 1 sobre.
- Ácido alfalipoico: 30 mg.

Aparte de las pruebas biológicas clásicas, habría que llevar a cabo un seguimiento del estrés oxidativo antes de la suplementación, y seguirlo después cada tres meses. Éste comprende los resultados de la enzima glutatión peroxidasa plasmática y eritocitaria, de la superóxido dismutasa eritrocitaria y del malondialdehído (testigo de la lipoperoxidación).

El deporte

El esfuerzo físico aumenta la necesidad de energía. De repente, el cuerpo utiliza más nutrientes (vitaminas, minerales, ácidos grasos), ya que los necesita para la transformación de los glúcidos y los lípidos que ha consumido. La práctica asidua de un actividad física es un innegable factor de salud y longevidad. Sin embargo, un deporte agotador o una práctica muy continuada lleva a un desencadenamiento de radicales libres. Tiene su lógica: durante el esfuerzo, el cuerpo tiene que hacer frente a una mayor cantidad de oxígeno, con fenómenos locales de inflamación en un punto y otro (que el deportista nota como pequeños dolores, los cuales, de todos modos, no le impiden seguir). Por otra parte, los movimientos repetitivos constituyen claros factores de riesgo para las inflamaciones (tendinitis, artritis...). Este estrés oxidativo (aumento de moléculas oxidantes) se ha medido a través de la técnica de la resonancia paramagnética (RPE): cuanto mayor es el nivel de radicales libres, mayor el de los antioxidantes sanguíneos. Los análisis de sangre demuestran aumentos importantes en vitaminas A y C, así como en enzimas antioxidantes (superóxido dismutasa y glutatión peroxidasa). Así pues, el organismo se adapta al estrés oxidativo, algo que podría parecer positivo a primera vista, pero sus defensas actúan en detrimento de las reservas en antioxidantes.

Parece indispensable una suplementación específica para mejorar el rendimiento y proteger contra los estragos oxidativos. Esto proporciona un mejor funcionamiento de la «máquina», una recuperación más rápida, muchos menos incidentes y accidentes mecánicos, etc. El sistema es suficientemente conocido por los médicos del deporte, quienes prescriben suplementos tanto a los nadadores como a los futbolistas en competición.

Al practicar con regularidad una actividad, el cuerpo se acostumbra a movilizar sus defensas antioxidantes y se mantiene «en alerta». Sabemos que el deporte genera una disminución de la frecuencia cardíaca, una mejora de la vascularización de los músculos, un aumento del nivel del colesterol «bueno» –frente a un descenso del «malo»–, una elevación de los índices de coenzima Q10, etc. Quienes practican con regularidad, controlan mejor su peso, sufren menos infartos y, llegado el caso, el riesgo de muerte a causa de éstos es menor. La actividad física ofrece una innegable respuesta contra el estrés, el mal que roba tantas vidas. Todos estos factores son, evidentemente, extraordinarios medios para disminuir el consumo de oxígeno y crear menos radicales libres, incluso en estado de reposo.

La aportación que llega de los alimentos debe ser constante y suficiente. Las vitaminas B_1, B_2, B_6 y PP, el magnesio y el calcio son esenciales para el desarrollo de las reacciones que proporcionan la energía necesaria para las contracciones musculares.

Todos estos elementos intervienen en la construcción y la reparación de los tejidos; de ellos depende la asimilación de las proteínas, elementos constructores que contienen los músculos:

- La vitamina C participa en la producción de la energía necesaria para el esfuerzo muscular prolongado, de baja intensidad.
- La vitamina E tiene su función en un ejercicio físico duro, en el que el músculo libera sustancias tóxicas (radicales libres) que se acumulan en el hígado y el músculo. Protege al organismo contra un estrés oxidativo importante, que se traduce en fatiga o agujetas.

En resumen: la suplementación vitamínica no aumenta el rendimiento físico como lo haría el dopaje, pero contribuye a conseguir y mantener el nivel óptimo. Un nivel que, sin duda, no se logra sin unos suplementos antioxidantes específicos para el deportista.

Antioxidantes contra dolores del deportista = 1-0

Los tenistas o golfistas han sufrido en algún momento una sinovitis del codo, los que practican el *footing* tienen sus razones para estar resentidos contra sus tobillos frágiles, los ciclistas se quejan a menudo de tendinitis de rodilla... En definitiva, es raro practicar un deporte sin sufrir. Y todos estos dolores tienen un punto en común: la inflamación. Un indicio que constituye uno de los grandes éxitos de la nutriterapia. En efecto, los fenómenos inmunológicos, los neurotransmisores, los radicales libres o cualquier actuación que lleve a cabo el cuerpo a raíz de este proceso pueden ser controlados por los antioxidantes. Éstos toman el relevo de los medicamentos antiinflamatorios clásicos, cuya eficacia disminuye con el uso, que además van acompañados de efectos secundarios, a veces graves. La suplementación se basa en la combinación de ácidos grasos omega 6 + omega 3, de antioxidantes (selenio, zinc, vitaminas A, B_6, C y E) y, en alguna ocasión, de la quinesioterapia. El conjunto permite un alivio total y la vuelta rápida a la actividad deportiva. Además, este tipo de producto demuestra su eficacia con celeridad. Se recomienda en todo tipo de inflamación, aunque no esté provocada por la práctica de un deporte. Se prescribe también a escritores y músicos como remedio o prevención contra la tendinitis.

Los indicios que no engañan

Las vitaminas del esfuerzo son las del grupo B, C y E. Pero, para neutralizar el gran número de radicales libres que aparece cada vez que se practica un deporte, hace falta una formulación mucho más completa. Cuanto más intenso es el esfuerzo, más importantes son las necesidades. Puesto que nosotros no fabricamos la mayor parte de estos guardianes, ni aumentamos en general nuestras aportaciones alimentarias con el ejercicio físico, resultan esenciales los complementos nutricionales. Algunas fórmulas de bebidas para los deportistas están enriquecidas con antioxidantes: basta con añadir los polvos al agua de la cantimplora y consumir el líquido durante y después del ejercicio (algunas bebidas se presentan ya embotelladas).

- Si necesitamos muchas horas (o días) para recuperarnos de una sesión deportiva;
- si sufrimos dolores o inflamaciones diversas;
- si no nos sentimos en plena forma (dejando aparte la fatiga «normal»)...
- ... probablemente seamos el candidato perfecto para tomar este tipo de productos.

Los elementos de suplementación

- El ácido alfalipoico se necesita cada vez que la actividad física es intensa. Aumenta la energía y estimula el metabolismo del ATP (= conversión de los azúcares y las grasas en energía), facilita la reparación muscular, permite aumentar la duración del ejercicio. En resumen, «limpia» los antioxidantes oxidados, puesto que siempre está dispuesto a actuar.
- La vitamina C combate el estrés físico (traumatismos musculares, tendinosos, fatiga importante, etc.). Mejora la resistencia ante la tensión y contribuye a neutralizar los oxidantes en todas las partes de nuestro cuerpo.
- La vitamina E combate el estrés oxidativo de los deportistas: protege los músculos y la sangre. Aumenta la tolerancia del organismo ante una falta de oxígeno (un factor interesante cuando se practican deportes de altura). Combate la inflamación.
- La coenzima Q10 mejora la oxigenación de las células. El entrenamiento deportivo «normal» aumenta la concentración de Q10 en nuestros tejidos (algo correcto), pero el deporte de alto nivel «sobreutiliza» este elemento: la suplementación es indispensable.
- La carnosina protege las proteínas de los músculos.
- La cúrcuma es una planta con importantes virtudes antiinflamatorias.
- Los aminoácidos conectados (leucina, isoleucina, valina) mejoran la recuperación.

El tabaco

Los cigarrillos perjudican gravemente la salud: matarán a la mitad de los 1.200 millones de fumadores que habitan este planeta. Además, acelera de forma espectacular el envejecimiento. Cabe recordar que un cigarrillo contiene mil billones de radicales libres por calada (es decir, 10^{15}, que equivale a un 1 seguido de 15 ceros). Una buena marca, ¿verdad? Y siguiendo con las cifras que lo dejan a uno pasmado, el alquitrán del humo encierra 10^{18} radicales libres por gramo, es decir, un millón de billones de enemigos mortales en tan sólo un gramo. ¡Gracias, fumadores, por la atmósfera que nos rodea a vuestro lado! Lo que el tabaco consigue en el interior se ve en el exterior: la piel del fumador siempre está más alterada que la del no fumador. ¿A qué se debe? A que el cigarrillo está constituido exclusivamente por potentes venenos que asfixian nuestras células hasta provocarles la muerte. Y esto atañe a todos nuestros tejidos: cerebro, músculos, piel, todo el cuerpo «infraalimentado»...

En efecto, no existe una sustancia capaz de hacer tantos estragos como el tabaco: aumenta de forma vertiginosa el número de radicales libres (¡los más destructivos!) que nos atacan, al tiempo que lleva a la disminución de nuestros antioxidantes, tanto de los de la brigada de intervención interna como de los que aporta la alimentación. En cuanto al genocidio de los pobres antioxidantes, cada cigarrillo «asa» las reservas de vitamina C del cuerpo, con lo que se reduce nuestra resistencia frente al estrés, los microbios... y nos volvemos permeables ante los agresores. Por otra parte, el tabaco modifica las preferencias alimentarias, orientando el gusto hacia alimentos pobres en vitamina C. También el tabaquismo pasivo lleva a un descenso del nivel de vitamina C en la sangre. Así pues, las reservas de vitamina C de los fumadores son más reducidas que las de la media de la población, precisamente cuando sus necesidades son mayores debido al consumo de tabaco.

El cigarrillo aporta (deberíamos decir: impone) tantos venenos fulminantes que nadie conoce exactamente cuáles son ni puede explicar con exactitud los daños que provocan. En la mayoría de casos, se trata de sustancias que atacan el sistema res-

Cuando la madre fuma... el padre y los hijos comen mal

Según el doctor Bernard Herbeith, del Centro de Medicina Preventiva de Vandoeuvre-lès-Nancy (Francia), los estragos del tabaco superan de lejos los «simples» perjuicios respiratorios. En realidad, el tabaco es nefasto, ya que modifica el sabor de los alimentos y el apetito de quien es víctima de su consumo. Además, la alimentación del fumador suele alejarse mucho de las recomendaciones vigentes en materia de salud. Estudios recientes demuestran que el entorno del fumador también está sometido a una alimentación desequilibrada. ¿Cómo remediarlo?

Más tabaco, menos vitaminas

La mayoría de los análisis epidemiológicos realizados en todo el mundo demuestran que los fumadores consumen más fritos, carnes, bebidas alcohólicas y café. En cambio, toman menos fruta, verdura y cereales integrales, en comparación con los que no fuman. Resultado: unas aportaciones en vitamina C y E y en carotenoides más reducidas en los fumadores que en los no fumadores, cuando aquéllos tienen más necesidad de todos estos elementos. Las concentraciones en sangre de vitamina C y betacaroteno suelen ser bajas e inversamente proporcionales al número de cigarrillos fumados.

El mismo castigo sufren el cónyuge y los hijos cuando el fumador vive en familia, por ejemplo se toma un 50% menos de fruta fresca. Y poco a poco, el grupo se acostumbra a comer «mal». Menudo ejemplo para los niños, que conservarán a partir de la niñez su «modelo alimentario».

Cuando el que fuma es el padre y no la madre, las consecuencias no son tan evidentes en ésta y los hijos, algo bastante lógico. Según los informes científicos, los no fumadores que comparten su vida con un fumador presentan una concentraciones sanguíneas de tres carotenoides (alfacaro-

> teno, betacaroteno y criptoxantina) y de vitamina C más reducidas que quienes viven sin un fumador en la casa. Estos tres micronutrientes son los que el fumador habitual presenta en cantidades especialmente reducidas.
> ¿Conclusión? Los no fumadores, cónyuge e hijos, están expuestos al «tabaquismo pasivo» (actualmente se tiene la certeza de que éste aumenta la mortalidad) y a una alimentación que no es óptima para la salud.

piratorio (acetona, fenol, metanol, etc., productos que se utilizan normalmente como anticongelantes, carburantes o quitamanchas); sustancias cancerígenas (benzopireno, naftaleno –¡antimita o alcanfor de alquitrán!–, dibenzacridina...); arsénico; nitrosaminas; polonio 210 (radiactiva); cloruro de vinilo (narcótico, disminución de la libido); butano; monóxido de carbono (gas de tubo de escape) –el cual, arrebatando el lugar del oxígeno, asfixia nuestras células–, ácido cianhídrico (veneno utilizado en las cámaras de gas) y muchos más. En total, más de 4.000 componentes y hasta 600 aditivos autorizados en Europa, cuyos efectos nefastos sobre la energía del cuerpo se conocen aún muy poco.

La suplementación básica (como prevención)

De 2 a 3 g de vitamina C. La medida rige también para las víctimas del tabaquismo pasivo.

Los elementos de suplementación

Dado que el tabaco es una fuente importante de radicales libres (quizá la primera), el organismo necesita todo su ejército de antioxidantes para luchar contra él. Las sustancias siguientes son específicas y por lo tanto indispensables:

- El ácido alfalipoico –las dosis difieren según se tome como prevención (50 mg), por ejemplo en tabaquismo pasivo, o como tratamiento (hasta 1.000 mg)–;

Ocho buenas razones para dejar de fumar	
	He dejado de fumar hace...
20 minutos	Mi presión sanguínea y mis pulsaciones cardíacas vuelven a ser normales.
8 horas	La oxigenación de mis células es otra vez normal.
24 horas	Mi organismo ha eliminado por completo el monóxido de carbono.
48 horas	Mi organismo ha eliminado por completo la nicotina.
3-9 meses	Mi capacidad respiratoria ha aumentado un 10%.
1 año	El riesgo de accidente vascular cerebral ha bajado y ha pasado a ser el de un no fumador.
5 años	El riesgo de crisis cardíaca ha descendido y ha pasado a ser la mitad del que presenta un fumador.
10 años	El riesgo de cáncer de pulmón ha descendido y ha pasado a ser la mitad del que presenta un fumador.

Fuente: Comité Regional de Educación para la Salud de Île-de-France.

- el glutatión, antioxidante donde los haya, es reclamado para que acuda a socorrer;
- la vitamina C neutraliza los oxidantes y protege nuestros pulmones (un cigarrillo consume 30 mg de vitamina C, por ello hay que repostar constantemente y, en elevadas dosis, si se fuma mucho);
- todos los carotenoides protegen contra el cáncer de pulmón y aumentan la inmunidad.

El envejecimiento

Ni que decir tiene que se trata de la propiedad más destacada en los antioxidantes: «antiarrugas». En los últimos veinte años, numerosos equipos de investigación del mundo entero han demostrado que los antioxidantes tenían una función básica en la mejora de la calidad de vida, en especial de la de las personas mayores. Se admite que un gran número de enfermedades llamadas degenerativas, vinculadas, pues, al envejecimiento, en buena parte pueden prevenirse, no sólo con la nutrición, sino también con suplementos nutricionales. Es cierto que pretender no envejecer es utópico, pero es realista aplazar la fecha límite a partir de la que empiezan los problemas «serios». Pongamos las posibilidades de nuestro lado con el objetivo de envejecer bien.

Cabe recordar que la edad tiene una relación relativa con el estado del organismo. En realidad, todo depende de la acumulación de radicales libres a que lo hemos sometido desde la infancia, así como del bagaje genético con el que contamos para hacer frente a la situación. No pasamos de los sesenta de la noche a la mañana, ¡disponemos de todo el tiempo para preverlo! Ciertamente, podemos utilizar las décadas vividas para hacer un balance personal de nuestro estado, pero el envejecimiento «toma forma» todos los días.

Se han consagrado libros enteros al tema y no podemos explorar todas sus facetas aquí. Lo que puede frenar los signos del envejecimiento es un conjunto de «preceptos» que deben seguirse cada día: alimentación antioxidante, práctica de una actividad física, control del estrés, abandono del tabaco y el alcohol, etc. Los suplementos en antioxidantes también tienen mucho que aportar. ¡A condición de no anular sus efectos con una conducta adversa!

Algunas personas sufren, por desgracia, enfermedades que aceleran el envejecimiento, hasta el punto de contar con una esperanza de vida mucho más reducida que la del resto de la población. Los comportamientos de riesgo no entrañan las mismas «sanciones», pero pueden ser comparables, por ello figuran en la misma lista de estos «modelos de envejecimiento acelerado». Se trata de:

- La trisomía 21.
- La hemocromatosis (demasiado hierro en el cuerpo).
- La enfermedad de Wilson.
- La irradiación.

> **Comer menos**
>
> No deben cantar victoria quienes pueden comer como limas sin engordar. Tal vez las consecuencias no se vean a simple vista, pero, a la larga, el exceso calórico pasa factura... La propia digestión es un factor de envejecimiento y de producción de radicales libres. Cuanto más se come, más hay que digerir y más se oxida uno. Parece una consigna simplista, pero tras esta recomendación se perfilan innumerables estudios basados en análisis sanguíneos, en índices de azúcar en la sangre... y, en definitiva, en la aceleración del envejecimiento.
>
> La restricción calórica ha demostrado sus efectos positivos tanto en los animales como en el ser humano en determinadas condiciones: cuanto menos comen los conejillos de Indias, más tiempo viven. Sin embargo, no hay que aconsejar la reducción drástica de las aportaciones calóricas sin vigilancia médica, ya que siempre corremos el riesgo de no reunir suficientes nutrientes protectores... y, por consiguiente, de exponernos al envejecimiento. De todos modos, cuando una persona come mucho y es consciente de ello, es bueno que se limite, por ejemplo, no repitiendo cuando ya ha tomado una ración y dejando de «picar» a todas horas.

- El exceso de Sol.
- El tabaquismo.
- Xeroderma pigmentosum (o enfermedad de Kaposi).

Los elementos de suplementación

- El ácido alfalipoico combate los problemas de la memoria sobre hechos pasados y también los accidentes vasculares cerebrales.
- La vitamina C mejora la oxigenación de las neuronas, así como su fluidez en la membrana (son más flexibles y, por

> **El simulador alemán de vejez**
>
> En una institución alemana dedicada a la investigación antiedad, han conseguido llegar al fondo del envejecimiento con un singular simulador de vejez. Los jóvenes voluntarios se «meten en la piel» de un anciano gracias a una especie de «traje» de tejido al que unos ingenieros «manitas» han añadido pesos en los codos y las rodillas, guantes rígidos y otros accesorios que podrían despertar una sonrisa. Pero, por el contrario, quien lleva encima este «modelito» no se anda con bromas: los codos y las rodillas quedan tan tiesos que no se pueden doblar; a los dedos, torpes, se les escapan las monedas, y los tapones hundidos en las orejas proporcionan tal sordera que resulta casi imposible cruzar una calle... Los cerca de 10.000 voluntarios salieron de la experiencia impresionados, pues no imaginaban que lo del peso de los años era una expresión tan cercana a la realidad. Al principio, unos grandes almacenes habían encargado este tipo de vestimenta para disponer sus secciones dedicadas a la gente mayor; hoy todos los industriales lo reclaman: los fabricantes de electrodomésticos se esfuerzan por facilitar la prensión y la manipulación de los aparatos, los diseñadores de coches tienden a adaptar más el interior de los vehículos al cuerpo de los que están un poco «oxidados», etc.
>
> Una experiencia que puede dejar un sabor amargo, pero que, sin duda, motiva para ocuparse activamente de la prevención y preocuparse de la salud.
>
> El mensaje: ¡no esperéis a que sea demasiado tarde!

consiguiente, más eficientes). Participa en la prevención de las enfermedades de Alzheimer y de Parkinson, así como de la demencia senil. Las necesidades aumentan en las personas mayores.
- La vitamina E combate sobre todo la enfermedad de Parkinson. Las necesidades aumentan en las personas mayo-

res, en especial a causa de una nutrición deficiente. Puesto que hay que aumentar las dosis para obtener sus frutos, se requiere un mínimo de 1 g de vitamina E al día (salvo para quienes tomen anticoagulantes).
- La coenzima Q10 mejora la oxigenación de las células. Frena el envejecimiento cerebral, cardiovascular y muscular. Forma parte de la prevención «básica» de las enfermedades degenerativas.
- Las isoflavonas combaten las enfermedades degenerativas.
- La SOD protege contra el envejecimiento cerebral.
- Las OPC (picnogenol y semillas de uva) previenen la enfermedad de Alzheimer.
- El glutatión protege contra las enfermedades de Parkinson y de Alzheimer.
- Los ginkgólidos mejoran la microcirculación cerebral, por tanto, combaten la enfermedad de Alzheimer.
- Los carotenoides, la luteína y la zeaxantina protegen los ojos contra las cataratas y la degeneración macular.
- La vitamina E frena el envejecimiento acelerado de la piel...

Esta lista no tiene fin. Para conocer más detalles, consultar las entradas correspondientes a los problemas específicos (cerebro, corazón, ojo, etc.).

La vista (protección del ojo)

Las cataratas y la degeneración macular son dos importantes causas de pérdida de visión y de deficiencia en este sentido en las personas mayores. Cuando el cristalino se vuelve opaco, aparecen las cataratas; cuando se degrada la mácula (zona situada en el centro de la retina), surge la degeneración macular. En muchos estudios se ha demostrado la implicación de los radicales libres en estos problemas.

¿Cataratas? ¡Catástrofe!

Cuando el cristalino, responsable de la visión, se vuelve opaco, se sufren cataratas. Poco a poco vemos peor y llega un momento en que no vemos nada. Este paso del cristalino a la opacidad progresiva puede deberse a una diabetes, una infección o una enfermedad congénita, pero en la mayoría de casos no es más que la expresión del envejecimiento ocular, de las «arrugas de los ojos», por decirlo de alguna forma.

La presbicia es el primer síntoma del envejecimiento del cristalino, que se vuelve rígido, pierde su flexibilidad y dificulta la acomodación. Luego pasa a un tono amarillento, más tarde pardo, y por fin se vuelve opaco y llega la ceguera. Si la aparición de esta enfermedad acaba por ser inevitable (¡como la de las arrugas!), es interesante cuando menos conseguir retrasarla unos diez años. Pasados los ochenta, pocos escapan a ella: su prevalencia se sitúa en un 62% en el hombre y en un 74% en la mujer. Lo que significa que un 38% de los hombres y un 26% de las mujeres no sufren esta enfermedad.

Mejor la prevención que la operación

Afortunadamente, las cataratas se solucionan con facilidad con la extracción de las opacidades y la sustitución de la masa del cristalino por un implante. La intervención quirúrgica es, por otra parte, una de las que se practican con más frecuencia después de los sesenta años, aunque no se propone hasta que no ha descendido la calidad de vida. Como siempre, es mejor la prevención que la operación.

Si se aplica una estrategia antioxidante precoz, el número de intervenciones necesarias puede reducirse a la mitad. Las vitaminas antioxidantes constituyen la pista más prometedora. De entrada, un consumo considerable de fruta y verdura (500 g al día), a lo largo de toda la vida, asegura unos contenidos plasmáticos en vitaminas antioxidantes suficientes para proteger el cristalino contra las agresiones del sol y, en realidad, retrasar la aparición de las cataratas.

Y esto es lo que se acaba de demostrar en cuanto a los carotenoides: el consumo de brécol y espinacas, ricos en luteína y zeaxantina, por parte de personas aún jóvenes (menores de 65 años) disminuye entre un 20 y un 50% el riesgo de sufrir cataratas. Otros dos estudios coinciden sobre el efecto preventivo de los suplementos de vitamina C, siempre que se hayan consumido durante al menos diez años y que las personas no fumen. Con los antioxidantes, se acumulan posibilidades de frenar el envejecimiento del cristalino. Los antioxidantes alimentarios (carotenoides, vitaminas C y E, selenio y compuestos fenólicos contenidos en las frutas y verduras) desempeñan un papel crucial en esta prevención.

Cómo protegen contra la catarata los antioxidantes

El cristalino es un órgano que, situado delante del ojo, permite la acomodación y focaliza los rayos luminosos sobre la retina, un poco como una lente fotográfica. Por lo tanto es esencial que se mantenga flexible y transparente para permitir la formación de imágenes claras.

El vínculo entre catarata y falta de vitamina C se sospechó desde finales de la década de 1930, hasta el punto de que unos médicos propusieron suplementos de vitamina C y E a un grupo de voluntarios mientras suministraban un placebo (producto neutro, carente de actividad) a otro grupo. Resultado: ¡un 80% menos de cataratas en el grupo «vitaminas»! Otra experiencia, llevada a cabo en 1952, tuvo un éxito rotundo: 450 pacientes que dependían de la cirugía por sufrir cataratas se escaparon (en su mayoría) de la operación gracias a la administración de 1 g de vitamina C al día durante varios años. Una dosis aconsejada constantemente hoy en día con el objetivo de mejorar la vista y frenar el avance de las cataratas.

Según el nutriterapeuta Jean-Paul Curtay, los dos principales antioxidantes para la prevención de las cataratas son la vitamina C y el glutatión. Este médico precisa incluso que su concentración es máxima en el cristalino –el índice de vitamina C

Catarata láctea

De la misma forma que el sol tiene su parte de responsabilidad en el desencadenamiento de las cataratas, existen también otros factores tan nocivos como éste. Así, el sorbitol (un azúcar procedente de la glucosa, y un medicamento utilizado con frecuencia en caso de estreñimiento) y el lactitol (azúcar presente en la leche) atraen el agua. En cuanto estas sustancias se instalan en el ojo, terminan por «destrozarlo» a raíz del aflujo hídrico, lo que provoca una catarata precoz. Siempre en el tema del «azúcar», los diabéticos con glicemia (índice de azúcar en la sangre) desequilibrada corren el mismo riesgo.

Así pues...

Es totalmente indispensable:

- Llevar gafas de sol para protegerse de los UV;
- vigilar escrupulosamente el consumo de azúcar y de productos lácteos (algunos médicos opinan que quien sufre un principio de catarata no tendría que tomarlos);
- tratar de forma adecuada la enfermedad cuando se es diabético;
- aumentar los aportes de flavonoides (que se oponen a la fabricación de la enzima que transforma los azúcares en «ol» –como el sorbitol y el lactitol–, del glutatión de la vitamina C). Estos complementos son activos incluso cuando se ha desarrollado la enfermedad.
- aumentar los aportes en NAC. En efecto, el glutatión es un tripéptido, es decir, que está constituido por aminoácidos. El NAC (que no es un antioxidante propiamente dicho, pero se comporta como tal indirectamente) ayuda a la vitamina C a mantener el glutatión en plena forma.

en él es entre 30 y 50 veces más elevado que en los tejidos cercanos, ¡afortunadamente!–. En efecto, la luz que atraviesa el cristalino activa los electrones y les proporciona una energía excesiva, lo que desemboca en la fabricación de oxígeno singulete, un radical libre de gran potencia. Estos electrones activados se «desquitan» con las proteínas del cristalino, que se oxidan y se vuelven opacas... salvo que quede suficiente nivel de glutatión y de vitamina C para combatirlos. Entonces, los citados oxidantes ocupan el lugar de las proteínas del cristalino y se sacrifican por él.

¡Ojo!

Sabemos que en un cristalino operado a causa de una catarata no queda vitamina C ni glutatión: el sol ha agotado los antioxidantes y posteriormente ha atacado a las proteínas, que se han vuelto opacas. La vitamina C protege el ojo contra la oxidación de las proteínas, y cuando ésta ya no hace su trabajo (a causa de la deficiencia), nos encontramos en el caso corriente de la catarata senil.

Se sustituye el cristalino. Los implantes (prótesis de cristalino) tienen que incluir obligatoriamente un filtro solar, de lo contrario, el rayo de sol seguiría su camino, lo atravesaría y se concentraría en el fondo de la retina. Y de aquí, sigamos adelante en el texto, se pasa a la degeneración macular.

Resulta vital tomar suplementos de vitamina C (un mínimo de 500 mg/día) después de este tipo de intervención si uno quiere proteger su vista.

A pesar de que hay que promocionar una alimentación rica en vitamina C (y en antioxidantes en general), los índices obtenidos continúan siendo insuficientes en este marco. Un estudio realizado en 1991 constataba que las personas que ingerían 125 mg de vitamina C al día (o sea una cantidad mayor a la de los ADR) estaban cuatro veces menos protegidas que las que consumían 490 mg. Es decir, con un índice diario de 300 mg de vitamina C se corre tres veces menos riesgo de padecer cataratas que si no se toma este suplemento. Por fin, según las conclusiones de uno de los últimos estudios sobre el tema, es la regularidad la que compensa, ya que tan sólo una suplementación regular de vitamina C durante diez años se vincula a un descenso significativo de los riesgos (-75%). Se mejora la eficacia de esta medida si se protegen los ojos, además, de los rayos solares, sobre todo en la montaña y en el mar.

La degeneración macular vinculada a la edad no es una fatalidad

Un nombre de lo más adecuado para una enfermedad terrible que, sólo en Francia, priva de la vista cada año a un millón de personas de más de sesenta años. En España, se estima que afecta a más de 750.000 personas y que más de 3 millones están en riesgo de llegar a padecerla en los próximos años. Si se tiene en cuenta que la esperanza de vida aumenta, el número de víctimas se multiplica día a día... Es probable que incluso se triplique en apenas 25 años. Así pues, afectaría a un 12% de las personas con edades comprendidas entre los 65 y los 75 años... Y esta enfermedad es irreversible.

A causa de ella, el ojo pierde la visión central. La mácula, el centro de la retina, degenera y la persona sólo «ve» por sus extremos. Como no existe ningún sistema médico o quirúrgico para eliminarla, los antioxidantes se sitúan en la vanguardia para prevenir y evitar lo irreparable. Efectivamente, la luteína y la zeaxantina, dos carotenoides, combaten la destrucción del tejido de la retina. Técnicamente, la fóvea concentra estos dos antioxidantes en las células que reciben la luz, y más en concreto en la zona que detecta la claridad. O lo que es lo mismo: cuando estos antioxidantes fallan a la llamada, la zona en cuestión se oxida y... acaba sin percibir absolutamente nada.

Evidentemente, la retina está mejor protegida contra los rayos del sol, pues los desafortunados cristalino y córnea son los que los reciben de frente. Pero el tejido de la retina es rico en grasas muy oxidables (los ácidos grasos poliinsaturados), lo que lo hace vulnerable a los ataques de los radicales libres.

La angustia de la mancha blanca

Impresión de falta de luz, molestia en la visión, páginas de libros y revistas algo amarillentas, sensación de ondulación en las líneas rectas... ¡Ya es demasiado tarde! Pronto la visión se centrará únicamente en el extremo, lo que impedirá toda lectura, ver la televisión o incluso reconocer a la persona que se tiene delante.

En Boston (Estados Unidos) existe una clínica especializada en el tratamiento antiedad. A ella acuden pacientes incluso muy ancianos a realizar consultas relacionadas con el envejecimiento ocular. Todos los pacientes salen de allí con prescripciones en las que no faltan la luteína, la taurina y un conjunto completo de antioxidantes. Hoy en día tenemos constancia de que una suplementación a base de luteína aumenta el pigmento macular protector. Sólo un inconsciente no se protegería. En realidad, la prevención de la degeneración macular es una cuestión de salud pública.

Factores de riesgo de desarrollo de degeneración macular asociada a la edad

- Exposición al Sol;
- exposición a los radicales libres;
- tabaco;
- piel e iris claros (personas rubias o con el pelo castaño claro);
- hipertensión arterial,
- predisposición genética.

Aunque los carotenoides apenas pueden ayudar a las personas ya afectadas, se recomiendan encarecidamente como prevención a aquellas que acumulan factores de riesgo.

El estudio Eureye dio su veredicto en febrero de 2003: ¡positivo! Se realizó entre 1.000 personas de más de 70 años, repartidas en siete países europeos, y pretendía establecer paralelismos entre alimentación (incluidos los antioxidantes) y las radiaciones solares. La conclusión de este tipo de estudios siempre es muy esperada, puesto que los hábitos alimentarios y las condiciones de insolación varían considerablemente de unos países a otros, lo que permite obtener informaciones de una gran precisión.

La prueba que no engaña

Llegados a este punto, ¿tenemos dudas? Hagamos la siguiente prueba de detección. En diez segundos sabremos si debemos pedir hora urgentemente al oftalmólogo o no.

Cerramos un ojo. Miramos un texto impreso o una hoja cuadriculada (con el otro ojo, evidentemente). Cambiamos de ojo (abrimos el primero, cerramos el segundo). Si las líneas parecen deformadas, mala señal.

Mejorar la visión nocturna

La importancia del papel de la vitamina A en la visión está demostrada científicamente desde la última guerra mundial, aunque generaciones anteriores hubieran ya establecido la relación entre estos dos elementos. Así, se aplicaban sobre los ojos de las personas que veían mal unas lonchas de hígado (alimento muy rico en vitamina A). Sin embargo, no se obtenían grandes resultados. Esta vitamina es esencial para la formación de los pigmentos retineanos de los receptores responsables de la visión. Cuando se presenta déficit de vitamina A, se ve peor y la primera afectada es la visión nocturna. Esta vitamina es también importante para la salud de la superficie del ojo.

Se sabe también que los arándanos ayudan a mejorar la visión nocturna: durante la Segunda Guerra Mundial se administraban comprimidos de arándano a los aviadores encargados de sobrevolar de noche los países enemigos... La razón es muy simple: esta deliciosa y pequeña fruta está atestada de antocianos, unos polifenoles antioxidantes que facilitan la regeneración de la rodopsina, el pigmento de los bastones, fotorreceptores en el origen de la visión periférica y crepuscular.

Como quiera que está demostrada la relación entre unos bajos niveles de luteína y zeaxantina y la aparición de la degeneración macular, y ya que no existe tratamiento alguno para esta enfermedad, se recomienda que las personas de más de 50 años tomen suplementos, en especial en casos de fragilidad específica (entorno contaminado, tabaco, exposición solar frecuente, enfermedades como la diabetes...). Aparte de las dos patologías graves mencionadas, la misma suplementación mejora la agudeza visual, que desciende indefectiblemente con la edad. Las personas que gozan de sus virtudes hablan de una mayor sensibilidad ante los contrastes, de menos deslumbramiento y de una mejor percepción de los colores.

Los elementos de suplementación

- Una parte del betacaroteno se transforma en vitamina A (retinol), elemento preponderante en la visión.
- Los flavonoides protegen las paredes de los pequeños vasos sanguíneos.
- La carnosina protege las proteínas oculares y con ello combate las cataratas y las nefastas consecuencias de la diabetes en el ojo.
- La vitamina E lucha contra las enfermedades de la retina y las cataratas.
- La coenzima Q10 frena el envejecimiento ocular.
- La taurina reduce la retención de agua en el ámbito del ojo y permite la integridad de los conos y bastones (zonas del ojo importantes para la visión).
- La vitamina C combate las enfermedades degenerativas (entre ellas, cataratas y degeneración macular). Evita las microhemorragias de los minúsculos vasos sanguíneos

que irrigan el ojo. Por todas estas razones y muchas más, retrasa el envejecimiento del ojo.
- El ácido alfalipoico neutraliza los principales radicales libres responsables de las cataratas y aumenta los niveles de glutatión y de vitamina C y E en la córnea.
- La luteína y la zeaxantina son los pigmentos maculares de la retina. A ellas se debe que podamos distinguir los detalles (lectura, escritura, trabajos de precisión, costura...). Protegen la mácula contra la luz azul y los UV y fortalecen los vasos que nutren la mácula. Ejercen una importante función protectora contra la degeneración macular y las cataratas.

Sólo para sus ojos

Con la edad, la circulación sanguínea se deteriora y la provisión de sangre en el ojo se convierte en un problema. Algunos médicos opinan que la mejor forma de aportar la protección más eficaz al ojo es aplicarla localmente. Existe un colirio que, además de los lubricantes «contra la sequedad de los ojos» incluye distintas sustancias protectoras, como:

- El glutatión, antioxidante importante especialmente concentrado en el ojo.
- La L-carnosina, antioxidante específico del ojo, cuyas destacadas propiedades la han convertido en el centro de investigaciones científicas punteras (publicadas). Entre otras, un estudio sobre 96 personas de más de 60 años, todas afectadas de cataratas, demostró que las gotas de L-carnosina habían constituido una ayuda en el 80% de los casos. En Rusia, estas gotas se utilizan para combatir la erosión de la córnea, así como en otras muchas enfermedades oftálmicas.
- El ascorbato de cisteína, una innovadora combinación de cisteína y de vitamina C. La primera estabiliza la vitami-

na C y puede transformarse en glutatión. La segunda absorbe los rayos ultravioletas.
- La riboflavina, que participa en el reciclaje del glutatión oxidado. Aumenta la agudeza visual y disminuye al mismo tiempo la sensibilidad a la luz y la fatiga ocular.
- La taurina, el aminoácido más concentrado en el ojo. En caso de deficiencia, se ven afectadas la estructura y la función de la retina. Participa en la regeneración del nervio óptico. Por desgracia, sigue siendo difícil conseguir este producto, salvo a través de Internet.

Bibliografía

Allard, Thibert-Daguet. *Longevite, mode d'emploi*. Éditions du Cherche-Midi.
Curtay, Jean Paul. *La Nutriterapia: guía familiar de los alimentos que nos cuidan*. Editorial De Vecchi, Barcelona, 2006.
Festy, Dufour. *Toujours Jeune grace aux complements alimentaires,* Éditions Presses du Châtelet & Marabout.
Gutteridge, J.M.C., Halliwell, B. *Antioxidants in Nutrition, Health, and Disease*. Oxford University Press.
Jadot. *Antioxydants et vieillissement.* Éditions John Libbey, Montrouge.
Lambert-Lagacé, Louis. *Menopausia*. Amat Editorial, Barcelona, 2006.
Le Cren. *Les Antioxydants*. Éditions Quebecon.
Lee. *Équilibre hormonal et progestérone naturelle*. Éditions Sully.
Macheix J.-J., FleurietA., Billot J. *Fruit phenolics*, CRC Press.
Marie Anne. *Programme anti-age*. Éditions Ambre.
Pauling. *Abusez des vitamines*. Éditions Tchou.
Polunin, *La Forme dans votre assiette*. Édition Hachette.
Remesy. *Les Bonnes Calories*. Éditions Flammarion.
Rombi, Max. *De la Peau a la vie*. Éditions Romart.
Rueff, Dominique. *Forme et santé : la médecine orthomoléculaire*. Éditions du Rocher.
Rueff, Dominique. *La Bíblia de las vitaminas y los suplementos nutricionales*. Círculo de Lectores, S.A., Barcelona, 1996.

Shahidi F., Naczk M. *Food Phenolis'Sources, Chemistry, Effects, Applications.* Technomic Publishing Co.

Souccar, Thierry. *La revolución de las vitaminas: 365 tratamientos naturals para* Souccar, T,, Curtay, J.P. *Le Nouveou Guide des vitamines.* Éditions du Seuil.

—. *Le Programme de longue vie*, Éditions du Seuil.

prescindir de los medicamentos. Ediciones Paidotribo, Barcelona, 1996.

Souci, S.W., Fachmann, W. y Kraut H. *El pequeño Souci-Fachmann-Kraut: tablas de composición de alimentos.* Ed. Acribia, S.A., Zaragoza, 1998.

VV. AA. *Aliments santé, aliments danger.* Éditions Sélection du Reader's Digest.

Actualidad sobre la nutrición antioxidante

Sitios web de interés

www.websalud.com
www.aib.alzheimer-online.org
www.oftalmo.com/seo
www.lejournalsante.com

Sitios web técnicos

Información precisa sobre los radicales libres. Un gran número de enlaces.
www. cam. org/babos/ros.htm
Trabajos interesantes, destinados sobre todo a los estudiantes
www.med.un/v-rennesl.fr/galesne
Los radicales libres aplicados a la degeneración (básicamente enfermedad de Parkinson y esclerosis lateral amiotrófica o SLA).
www.med.un/v-rennesl.fr/galesne/pharmaco/radicaux-libres.htm
La enfermedad de Alzheimer y la degeneración del cerebro (farmacología).
www.med.univ-rennesl.fr/galesne/pharmaco/alzheimer.htm

Nivel de antioxidantes, exploraciones biológicas, interpretación de los resultados: ¿qué se busca en el laboratorio?

Fuente: **Doctor Nicolas Zamaria,** *Laboratorio de Biología Médica, París.*

Hoy en día cualquier médico puede diagnosticar un síndrome de estrés oxidante (explosión de radicales libres). Dispone de medios fidedignos y objetivos para cuantificarlo, así como de soluciones para combatirlo. ¿El objetivo? Evitar la aparición de enfermedades (a veces muy graves) o completar un tratamiento médico a fin de minimizar los efectos secundarios nefastos.

Para definir el nivel de antioxidantes de cada persona y establecer un perfil muy preciso de las necesidades, basta con un simple análisis de sangre. En él, el médico que lo reclama buscará sin duda, por una parte, nuestros niveles de vitaminas antioxidantes (A, C, E), y por otra, identificará las señales biológicas que demuestran una disfunción en el sistema de protección. De esta forma se miden indirectamente las lesiones provocadas por los radicales libres, estudiando los «residuos» que generan, en especial los producidos por la oxidación de las grasas que envuelven las células (membranas). Cuantos más residuos, más radicales libres descontrolados...

Qué es lo que se busca en nuestra sangre

- Las carencias de vitaminas (vitaminas A, C y E, carotenos). Valores plasmáticos corrientes: vitamina A 2,60-3,60 µmol/l, vitamina C 40-95 µmol/l, vitamina E 25-45 µmol/l, carotenos 1,50-3,70 µmol/l.
- El malonaldehído (MDA) es la referencia para la exploración de un estrés oxidante. Puede encontrarse lejos del punto de producción y se detecta por medio de sus múltiples actividades nocivas: desorganización de las estructuras de las membranas, de la inmunidad, mutación de determinados genes, inducción de algunos cánceres, etc. Su dosificación sanguínea se efectúa por medio de HPLC o por fluorimetría (N < 2,7 µmol/l).

- Las enzimas antioxidantes SOD-GPX son esenciales para el mantenimiento de la integridad de la célula. Sus proporciones se establecen por cinética enzimática. Valores corrientes: SOD 1000-1800 UI/gHb; GPX 27-75 UI/gHb.
- El glutatión reducido (GSH) desempeña una importante función de limpieza de la célula. Su proporción sanguínea se mide por HPLC o por espectrofluorimetría (N < 2,7 µmol/l). Valores corrientes: 850-950 µmol/l.

Un recuento...

Es interesante un recuento de antioxidantes, ya sea para prevenir enfermedades (las carencias y las disfunciones aparecen mucho antes que los primeros síntomas del problema), ya sea porque se sigue un tratamiento médico con el objetivo de valorar un impacto de los medicamentos en el equilibrio metabólico oxidantes-antioxidantes.

¿... y después?

La prescripción de antioxidantes se hace siempre junto con el médico, pues no es cuestión de conseguir un aumento de los índices de cualquier forma. Para aumentar el nivel de glutatión, por ejemplo, no hay que tomar glutatión, sino más bien N-acetilcisteína. El establecimiento de los suplementos y su posología deben adaptarse en función de la edad, de las necesidades, de las enfermedades, de los hábitos alimentarios, del consumo de tabaco y/o alcohol, del nivel de estrés...

El control biológico de los efectos de la suplementación puede pedirse a los tres meses, tiempo necesario para la renovación de determinadas células sanguíneas (eritrocitos).

Índice

Prólogo 7

A propósito del estudio SU-VI-MAX 9

Prefacio 11

Introducción 15
    Guerra y paz 15
    El bienestar, si se opta por él 16

**Capítulo 1. Oxidantes y antioxidantes: la guerra
    de las trincheras** 17
    El envejecimiento a todo gas 17
    En el principio fue... 18
    El universo paradójico del oxígeno 20
    La gran familia de los radicales libres 21
    ¿Cómo se forma un radical libre? 23
    Cada día nos oxidamos un poco más 24
    Responsables y culpables 24
    Todos somos pedazos de caucho resquebrajado 26
    El banquillo de los acusados 26
    ¡Protejamos nuestro ADN! 27
    ¿Por qué los radicales libres se encuentran en todas
        las malas jugadas? 28
    Evitemos los radicales libres 28

Las fuentes internas 32
¿De qué se compone nuestro sistema de defensa
    antioxidante? 32
Cada cual en su sitio 33
¿Por qué unos antioxidantes específicos? 34
Pequeño test de evaluación sobre la exposición a los
    radicales libres 35

Capítulo 2. La alimentación antioxidante 39
    El *hara hachi bu* 39
    Los antioxidantes en el menú de las personas
        centenarias 40
    Escojamos bien los alimentos 43
    Sabores y colores 43
    ¡Viva la primavera! 45
    El verano: la estación de las frutas y las verduras por
        excelencia 47
    Hojas de otoño 48
    En el corazón del invierno 49
    Fuera de temporada todo el año 50
    El ORAC en el fondo del plato 51
    La biodisponibilidad: una verdadera clave 51
    Los veinte alimentos más ricos en antioxidantes ... 52
    La fruta sin sus inconvenientes 53
    ¡Atención! 54
    Algunos zumos con un contenido en antioxidantes
        especialmente alto 54
    El taller de los «collares de perlas» 55
    La fabricación del glutatión: como un juego de
        construcción 56
    Las grasas: la búsqueda de los ácidos grasos
        beneficiosos 57
    Preparar bien los alimentos 58
    Por qué hay que comer de todo 59
    Vamos a entrar en detalles 61
        Del campo a la cocina 61
        Almacenamiento y conservación: frescor
            y oscuridad 61

Limpieza-lavado, deterioro...	62
Cuando se escaldan las vitaminas	62
La ionización: ¿rayos oxidantes?	63
En el desierto de las bolsas de ensalada preparada	64
En manos de los platos cocinados o precocinados	65
La cocción-extrusión, ¡menuda impresión!	66
La cocción en casa	66
La cocción: las reglas principales	67
Pérdidas de vitamina C	67
Pérdidas en vitaminas en la preparación de los alimentos en casa	70
La palabra «tanino» tiene que alegrarnos a la fuerza	70
La hora del té = ¿la hora de los antioxidantes	71
Preparar té desteinado	73
Sobre el uso incorrecto de la poción mágica	74
Beber, beber, beber, ¡lo que hace falta es beber!	74
Hierro y taninos	75
Menú antioxidante para un día	75

Capítulo 3. El abecedario de los antioxidantes — 77

Los antioxidantes: un equipo de fútbol	78
Complementos nutricionales	78
Dietética y nutriterapia: todos a una	79
No se trata de hacer lo que sea	81
Los antioxidantes de la A a la Z	83
Ácido alfalipoico	84
Carnosita	85
Carotenoides	86
El betacaroteno	86
Luteína y zeaxantina	91
El licopeno	92
Coenzima Q10 (ubiquinona)	93
Cúrcuma	95
Cisteína (NAC)	95
Flavonoides/polifenoles	96
Los ginkgólidos	103
Las isoflavonas	103

Los OPC (proantocianidinas) 104
El picnogenol 105
La quercetina 105
El resveratrol 105
La rutina 106
La FPP 107
Glutatión 108
GPX o glutatión peroxidasa 110
Inhibidores de proteasa 111
Magnesio 111
Melatonina 112
PABA (ácido paraaminobenzoico) 112
Selenio 113
SOD (superóxido dismutasa) 117
Taurina 118
Vitamina C 118
Vitamina E 129
Zinc 137
Conclusión 139
Resumen 140

Capítulo 4. Lo que los antioxidantes pueden hacer por nosotros 143
La investigación no se detiene... 143
Un par de palabras sobre economía 143
¿Todo va bien? Perfecto. Mientras dure... 147
   La observancia de un tratamiento médico 147
El alcoholismo 148
La alergia 150
   ¡Atención! 151
La andropausia (los problemas de próstata) 151
Las articulaciones y los huesos 155
   El caso específico de la poliartritis reumatoide 156
   ¡Atención! 157
El asma 157
La audición (protección del oído) 159
   Huelga de decibelios: reconocer los avisos previos 160

Antioxidantes para nuestros tímpanos: un cúmulo de beneficios	161
Lo que ensordece	161
El cáncer	162
¡Atención!	165
El cerebro y sus enfermedades neurológicas (Parkinson, Alzheimer, depresión)	168
En el dédalo de los recuerdos	168
La circulación	174
El corazón	175
Un corazón «insuficiente»	176
Los indispensables omega 3	179
La espectacular coenzima Q10	181
Pequeños flavonoides, gran protección	182
El control de la glicemia (diabetes, desfallecimientos)	183
¡Atención!	184
El control del peso, la delgadez	185
Quien siga una dieta que tome antioxidantes	185
Los dientes, la boca	186
La fertilidad	187
La fibromialgia	191
El hígado	192
¡Atención!	193
El embarazo y la lactancia	194
La plaga del tabaco	194
La hipertensión en la mujer embarazada	195
La persecución del hierro	197
La inmunidad	198
La inflamación (reumatismo, piel...)	200
La menopausia	200
La mucoviscidosis o fibrosis quística	201
La pancreatitis	201
La piel	202
Mejor una piel bella que una piel vieja	203
¡A por los granos!	205
A la caza de las manchas	206
Bajo el Sol, vitamina E	206
Paseo a la sombra	209

La contaminación 211
Salvar la piel 212
El sida (o la seropositividad) 213
El deporte 216
Antioxidantes contra dolores del deportista = 1 - 0 218
Los indicios que no engañan 218
El tabaco 220
El envejecimiento (antiedad) 223
La vista (protección del ojo) 227
¿Cataratas? ¡Catástrofe! 228
Mejor la prevención que la operación 228
Cómo protegen contra las cataratas los antioxidantes .. 229
La degeneración macular vinculada a la edad no es
una fatalidad 232
La angustia de la mancha blanca 233
Mejorar la visión nocturna 234

Bibliografía 239

Actualidad sobre la nutrición antioxidante 241
Sitios web de interés 241
Sitios web técnicos............................. 241
Nivel de antioxidants, exploraciones biológicas,
interpretación de los resultados: ¿qué se busca
en el laboratorio? 242

ALTERNATIVAS

Una práctica introducción al complemento nutricional más beneficioso para la salud

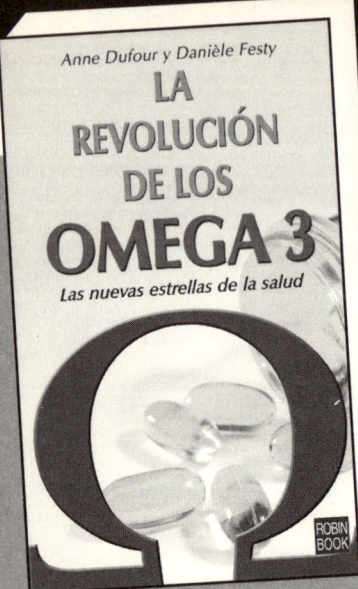

Anne Dufour y Danièle Festy
LA REVOLUCIÓN DE LOS OMEGA 3
Las nuevas estrellas de la salud

¿Cree que su alimentación no es lo suficientemente sana?
¿Por qué no se detiene un momento a reflexionar sobre la calidad de lo que com[e]? Seguramente habrá pensado que ingie[re] demasiadas grasas, pero quizá no sabe que [no] todas son malas. A pesar de su mala fam[a] existe un tipo, constituido por los ácid[os] grasos omega 3, que son, además de saluda[-] bles, imprescindibles para el mantenimien[to] de nuestro organismo en perfectas condi[-] ciones.
Esta guía le permitirá conocer todo cuan[to] usted debe saber acerca de estos importan[tí-] simos agentes nutricionales, desde su compo[-] sición, hasta su administración.
ISBN: 978-84-7927-882-3

La hipertensión arterial se ha convertido en uno de los factores de riesgo cardiovascular más extendidos en el mundo. Esta guía se propone aportar toda la información necesaria para prevenir, detectar o minimizar esta enfermedad. Para ello, con un lenguaje sumamente claro, se explica todo cuanto usted debe saber: desde una descripción pormenorizada de la hipertensión y sus causas, hasta los tratamientos más sencillos y eficaces que conviene seguir, siempre de acuerdo con su médico, para evitar riesgos innecesarios y disfrutar de una vida más sana y placentera.

- Cómo regular la presión arterial de manera natural.
- Terapias basadas en la dieta y el ejercicio físico.
- Uso de medicamentos.
- Hipertensión y tercera edad.

ISBN: 978-84-7927-875-5

Dr. Hans-Dieter Faulhaber
Cómo prevenir y sanar la HIPERTENSIÓN
Medidas efectivas para su control y tratamiento

Una guía útil para la prevención y el tratamiento de la hipertensión

ALTERNATIVAS

ALTERNATIVAS

Una guía revolucionaria de la salud a través del nuevo enfoque de la nutrición ortomolecular.

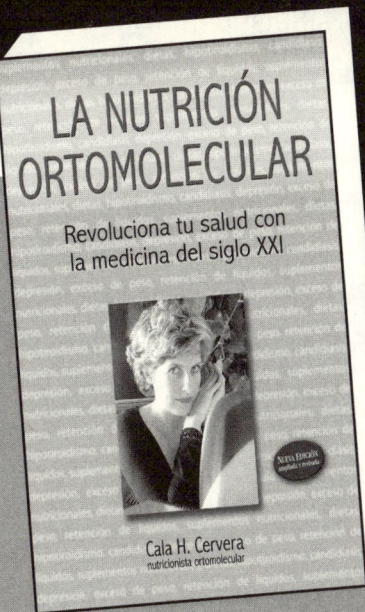

Cala H. Cervera nos revela en este libro que la salud y la enfermedad tienen una raíz común: nuestra alimentación. Cala propone consejos para recuperar o mejorar nuestra salud, y diseña tratamientos para algunos de los desequilibrios físicos y mentales más comunes de hoy en día, trastornos que la medicina convencional no logra resolver eficazmente.

- Cómo contribuye una inadecuada alimentación al desarrollo de enfermedades y desequilibrios físicos y mentales.
- Cómo reacciona el cuerpo y la mente a los alimentos que ingerimos.
- Qué tipo de alimentación y suplementos nutricionales se necesitan para recuperar o potenciar la salud.
- Cómo reconocer un buen suplemento nutricional y cómo tomarlo para obtener resultados seguros.

ISBN: 84-7927-668-1

Aunque aún es desconocida para el gran público, hoy en día, la hiperacidez es considerada como uno de los grandes males de las sociedades modernas y el modo de vida occidental. Este libro de consulta nos enseña cómo averiguar si existe un desequilibrio del PH en nuestro organismo y recomienda diversas estrategias para combatir el problema.

- El ABC de las enfermedades causadas por el ácido.
- Su programa individual de desacidificación para cuatro semanas.
- Las mejores recetas para una alimentación rica en bases.
- Consejos prácticos para los días de ayuno, la sauna y las curas de baños..

ISBN: 84-7927-716-5

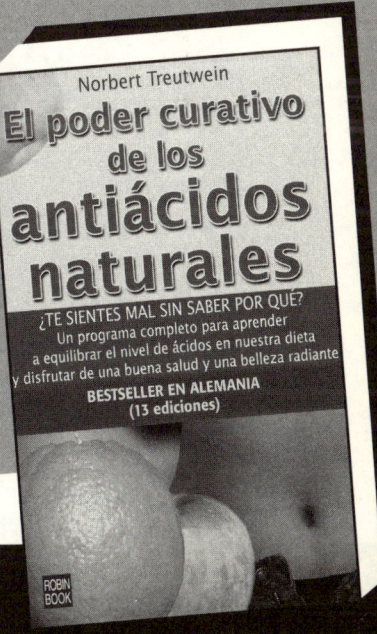

Ideas para crear un estilo de vida más sano, reduciendo al máximo la formación de ácidos nocivos en el organismo.

ALTERNATIVAS

ALTERNATIVAS

Enciclopedia de la medicina ortomolecular: los suplementos dietéticos y curativos en farmacia.

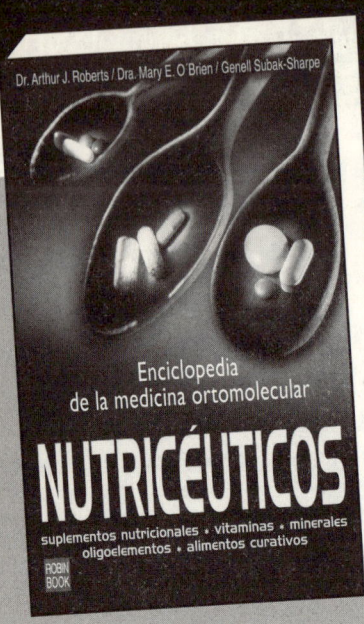

De la A a la Z, una enciclopedia exhaustiva pa[ra] orientarse entre el gran mercado de suplement[os] dietéticos, remedios naturales, vitaminas, min[e]rales, oligoelementos y sustancias curativas [de] origen natural. Es la guía oficial de la Asociaci[ón] Americana de Nutraceutical, que estudia es[te] mercado y vela por orientar tanto a los consum[i]dores como a comercios de dietética y profesi[o]nales de la salud.

- Los principales productos nutricéuticos [y] marcas comerciales.
- Orientaciones prácticas para comprar [y] utilizar productos nutricéuticos.
- Productos nutricéuticos específicos para [la] mujer, para los deportistas y contra el enve[je]cimiento.
- Guía de referencia rápida para los trat[a]mientos.

ISBN: 84 7927-599-5

Este volumen completa la vasta información contenida en el libro Nutricéuticos atendiendo en concreto a las hierbas y los remedios botánicos, los cuales, según la investigación científica reciente, se han revelado como productos nutricéuticos que ofrecen una alternativa segura y eficaz a los fármacos tradicionales y contribuyen a mantener y mejorar nuestra salud.

- Las distintas dolencias y los productos botánicos y de la fitoterapia para prevenirlas o tratarlas.
- Tabla de referencia con todas las medicinas botánicas y organizadas por dolencias.
- Orientaciones para comprar y utilizar productos nutricéuticos botánicos.

ISBN: 84-7927-614-2

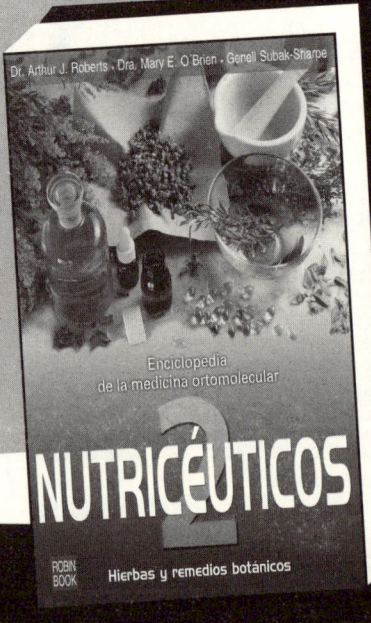

Enciclopedia de la medicina ortomolecular: las hierbas y los remedios botánicos.

ALTERNATIVAS

VIDA NATURAL

Todas las vitaminas y sus efectos terapéuticos

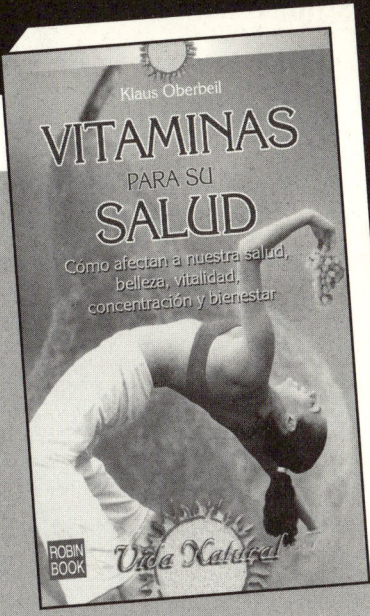

Este práctico manual, que reúne todos los más recientes descubrimientos sobre las vitaminas y sus beneficiosos efectos sobre la salud, incluye sencillos autotests, mediante los cuales puedes llegar a conocer tus déficits vitamínicos y poner remedio a problemas específicos de salud como la desgana, la depresión y el envejecimiento prematuro.

- Qué son, cómo actúan y en qué alimentos se encuentran las vitaminas.
- Cuáles son las necesidades vitamínicas del organismo humano.
- Cómo puedes usarlas para prevenir y curar enfermedades y dolencia comunes.

ISBN: 84-7927-611-8

¿Nos sentimos a medio gas? ¿Por qué, nos resulta difícil concentrarnos, nos irritamos con frecuencia, nos cansamos rápidamente o contraemos leves enfermedades infecciosas durante los cambios de estación?
Imagine que pudiera estar concentrado durante horas, que sus nervios fueran fuertes como el acero, que cada vez se sintiera más dinámico y disfrutara de un mejor humor, que pudiera dormir como un lirón, que rebosara energía o que nunca más volviera a padecer un catarro... Puede conseguir todo esto si diariamente rellena su depósito vital con los minerales necesarios.
Un libro lleno de consejos prácticos y soluciones sensatas para todas aquellas personas que desean aumentar su rendimiento físico e intelectual y gozar de una mayor calidad de vida.

ISBN: 84-7927-791-2

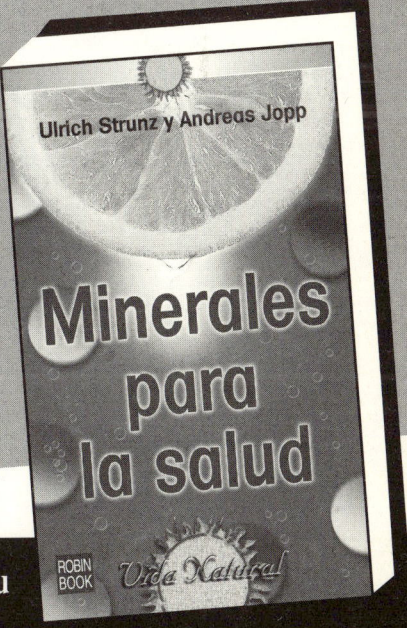

Descubra cómo puede mejorar su salud y alargar su vida mediante el aporte adecuado de minerales.

VIDA NATURAL